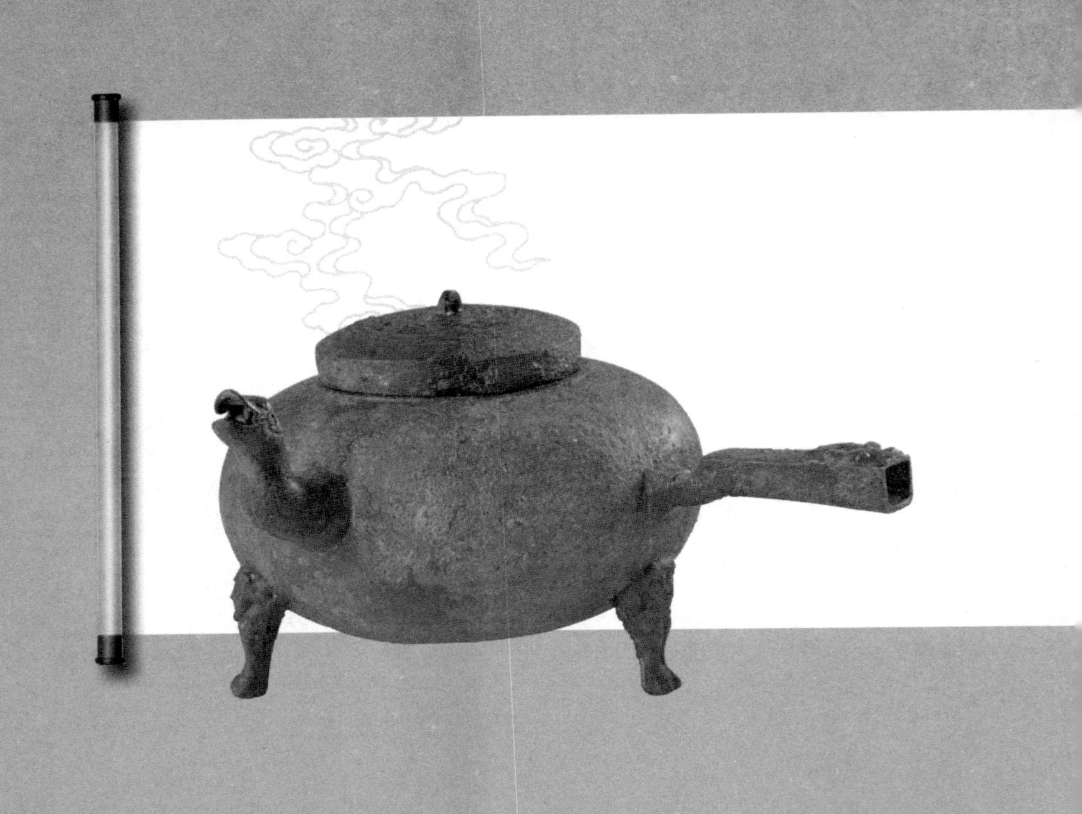

孙思邈与《千金方》

◎主编 金开诚

◎编著 冯 晶

吉林文史出版社
吉林出版集团有限责任公司

图书在版编目（CIP）数据

孙思邈与《千金方》/ 冯晶编著 . 一长春：吉林出版集团有限责任公司：吉林文史出版社，2010.11（2022.1 重印）
ISBN 978-7-5463-3968-9

Ⅰ . ①孙… Ⅱ . ①冯… Ⅲ . ①孙思邈（581 ~ 682）- 生平事迹②千金方 Ⅳ . ① K826.2 ② R289.342

中国版本图书馆 CIP 数据核字（2010）第 205554 号

孙思邈与《千金方》

SUNSIMIAO YU QIAN JIN FANG

主编/ 金开诚　编著/冯 晶
项目负责/崔博华　责任编辑/崔博华 钟 杉
责任校对/钟 杉　装帧设计/柳甬泽 王 惠
出版发行/吉林文史出版社　吉林出版集团有限责任公司
地址/长春市人民大街4646号　邮编/130021
电话/0431-86037503　传真/0431-86037589
印刷/三河市金兆印刷装订有限公司
版次/2010 年 11 月第 1 版　2022 年 1 月第 5 次印刷
开本/650mm×960mm　1/16
印张/9　字数/30千
书号/ISBN 978-7-5463-3968-9
定价/34.80元

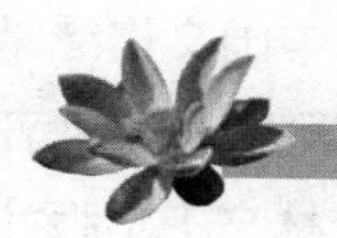

编委会

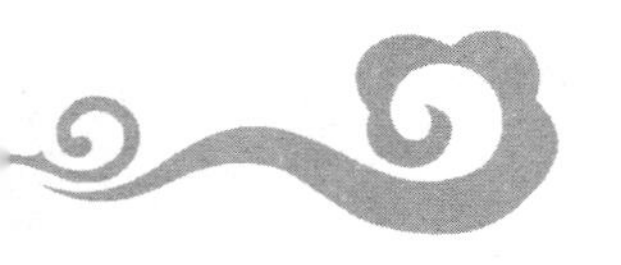

前言

文化是一种社会现象，是人类物质文明和精神文明有机融合的产物；同时又是一种历史现象，是社会的历史沉积。当今世界，随着经济全球化进程的加快，人们也越来越重视本民族的文化。我们只有加强对本民族文化的继承和创新，才能更好地弘扬民族精神，增强民族凝聚力。历史经验告诉我们，任何一个民族要想屹立于世界民族之林，必须具有自尊、自信、自强的民族意识。文化是维系一个民族生存和发展的强大动力。一个民族的存在依赖文化，文化的解体就是一个民族的消亡。

随着我国综合国力的日益强大，广大民众对重塑民族自尊心和自豪感的愿望日益迫切。作为民族大家庭中的一员，将源远流长、博大精深的中国文化继承并传播给广大群众，特别是青年一代，是我们出版人义不容辞的责任。

本套丛书是由吉林文史出版社和吉林出版集团有限责任公司组织国内知名专家学者编写的一套旨在传播中华五千年优秀传统文化，提高全民文化修养的大型知识读本。该书在深入挖掘和整理中华优秀传统文化成果的同时，结合社会发展，注入了时代精神。书中优美生动的文字、简明通俗的语言、图文并茂的形式，把中国文化中的物态文化、制度文化、行为文化、精神文化等知识要点全面展示给读者。点点滴滴的文化知识仿佛颗颗繁星，组成了灿烂辉煌的中国文化的天穹。

希望本书能为弘扬中华五千年优秀传统文化、增强各民族团结、构建社会主义和谐社会尽一份绵薄之力，也坚信我们的中华民族一定能够早日实现伟大复兴！

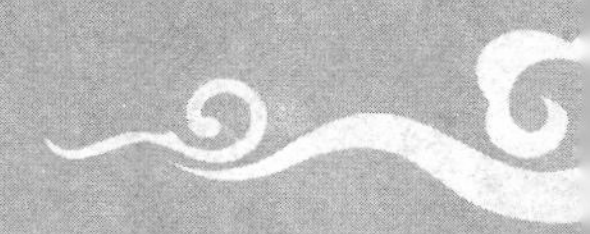

目录

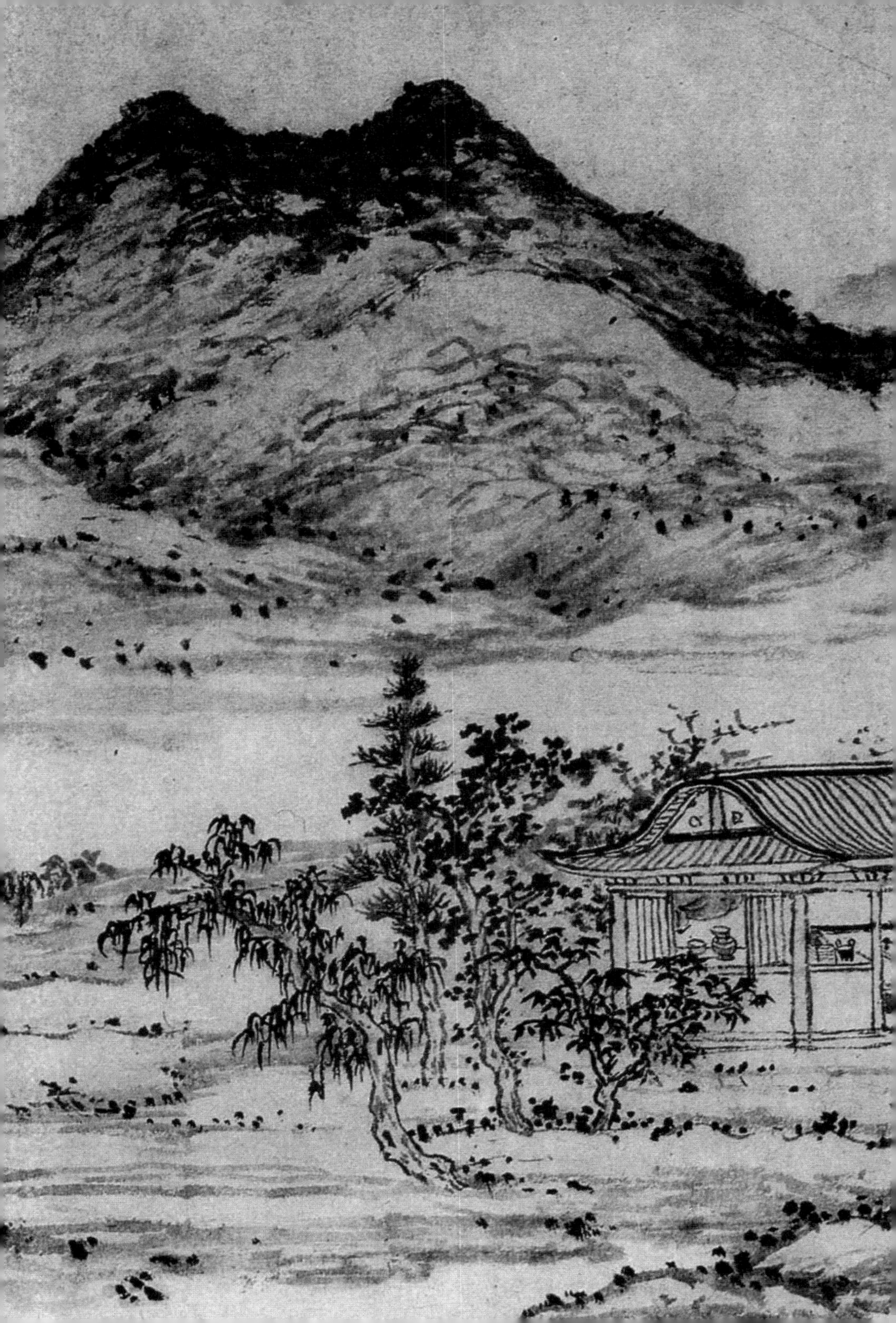

一、献身医学的传奇一生

孙思邈是今陕西省耀县孙家塬人。孙家塬在现在的耀县城东北方，这里是黄土高原地带，村子周围山峦重叠，没有自然水源，农民常年食用的是下雨时积存的窖水，遇到天旱，长期不下雨，窖水用完了，就得到很远的地方去运水。虽然自然条件不好，但是，这里的农民非常勤劳，除了种植庄稼外，妇女们还自己纺线织布，过着俭朴的生活。孙思邈就是在这样的环境中出生并逐渐成长的。

（一）苦难的童年

581年，也就是隋文帝开皇元年，孙思邈就出生在孙家塬的一户普通农民家里。他自幼用功读书，聪明好学，7岁的时候就能记住千余文字。到20岁时，便精通老子、庄子及诸子百家学说，他又喜好佛家经典，学识渊博。当时洛州（今洛阳）总管独孤信曾遇到孙思邈，见他博学多闻，才华横溢，赞赏他为“圣童”，对他十分器重。

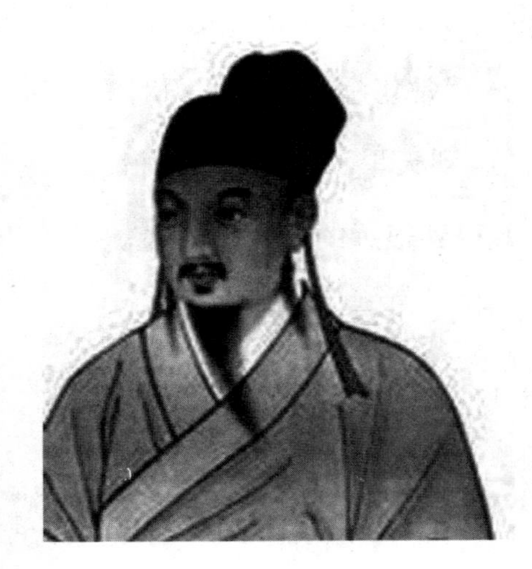

可是，孙思邈从小身体瘦弱，饱尝了疾病的折磨，求医和买药的费用，几乎耗尽了家里所有财产。592年，孙思邈12岁了，这一年，长安一带瘟疫流行，孙思邈家乡的许多人都患了这种病，不治而死。

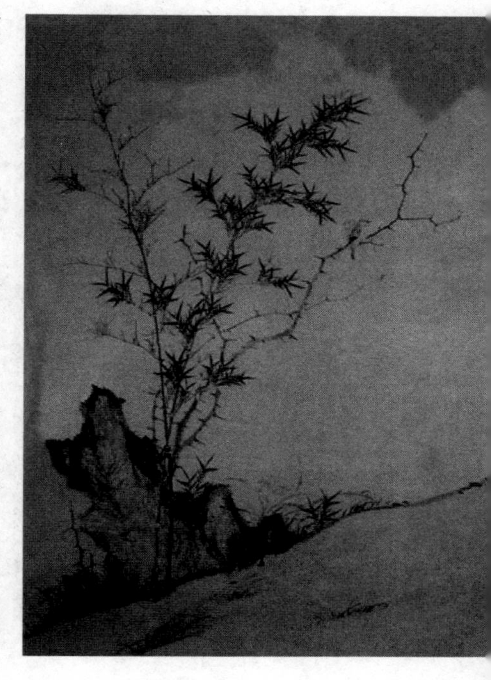

相传孙思邈也染上了瘟疫，高烧不退，卧床不起。他的母亲日夜守在他的床前，哭肿了双眼，却没有任何办法，她没有钱给儿子请郎中看病，眼看孩子就要被夺走性命。正当她绝望地想要悬梁自尽的时候，来了一位鹤发童颜的云游郎中，他把一包草药递给孙思邈的母亲说："就剩下这最后一包救命药了，快拿去熬熬给孩子灌下，病还有救！"这时正好孙思邈清醒过来，听到这话，勉强挣扎着爬起身来，在炕上对郎中叩了个头，拜谢了他的救命之恩。就是这一碗汤药救了孙思邈的命。

面对家乡所罹患的灾难，小小的孙思邈心痛了，这一切都让他深深体会到医生的重要性，也更明白了一名医生责任是何等重大，他迫切想成为一个治病救命的医生，去治疗天下人的疾苦。

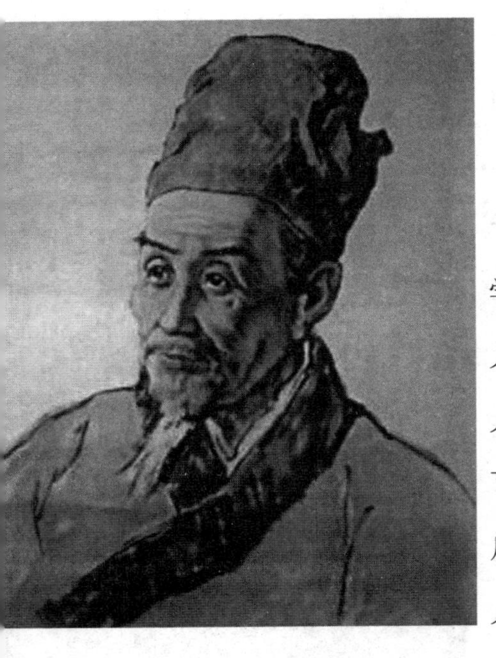

（二）学习医学与实践医学的过程

孙思邈为了学好医学，孜孜不倦地学习古代医学家的著作，刻苦地学习前人的经验。为了看到医书，他除了向别人借阅之外，还不惜花钱去购买。他曾下了很大功夫去钻研唐以前各代名医如扁鹊、仓公、华佗、张仲景、王叔和等人的医学典籍，因此，他对一些医学名著都参悟得很透彻。

他最早学习医学是在他家乡附近的太白山。这是我国著名的草药产地，孙思邈在这里学习医药学知识，这为他以后在药学方面的深造打下了坚实的基础。

孙思邈为了采集药物，曾经在太白山隐居过很长一段时间。至今，当地还流传着孙思邈捉拿手掌参的故事。传说太白山原本有人参“居住”，因被人发现，人参急忙连夜“逃跑”。孙思邈听说后，便带领人马紧紧尾随，一直追到长白山上才追到，便将人参用绳子倒绑双手带回了太白山。回来后才发现人参不见了，只剩下了两只断手，这就是今天太白山上的手掌参。这当然只是个神话故事，但却反映了孙思邈对药物的重视和他采集药物的艰辛。

孙思邈很谦虚，他经常告诫自己也告诫后人说：人们常说，病人死亡约有半数是缺少优秀医生所致。学医的人必须专心致志，勤奋学习，才能通晓医药学问。如果只懂得几种药方，就认为自己无所不知，那是一定会错误的。他还说：人的生命比黄金更为贵重，医药学问博大精深，济世活人任重道远，必须深入探索，精勤钻研，才能担当医生的神圣责任。他更指出：有的愚蠢的医生，自傲于学了三年医方，就夸口说天下没有他治不了的病，等到行医三年后，才知道天下有很多病尚没有可治的医方。孙

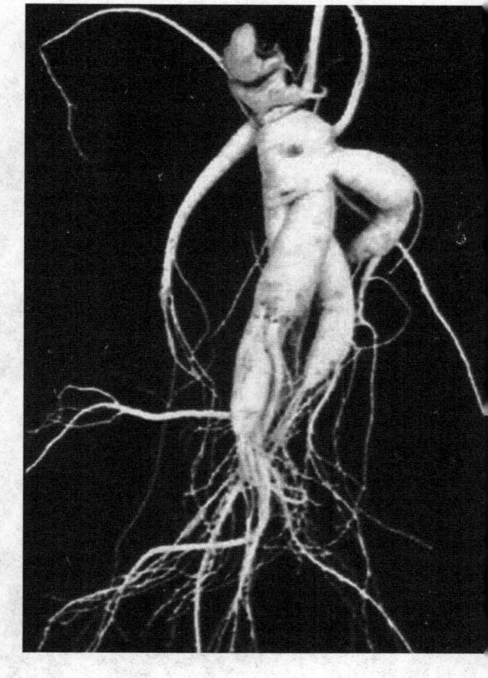

思邈的话，指出了临床经验比书本知识更丰富、更重要。

孙思邈本人也是这样做的，除了认真学习古代名医的著作，反复实践来提高自己的医疗水平外，他还虚心地向一些有经验的医生请教，并非常珍视学习民间经验，无论切脉、诊病、处方、制药，只要别人有哪怕一点一滴比自己高明，只要他听说了，那么即使远隔千山万水，也要去登门拜访。

传说孙思邈行医成名之后，总觉得

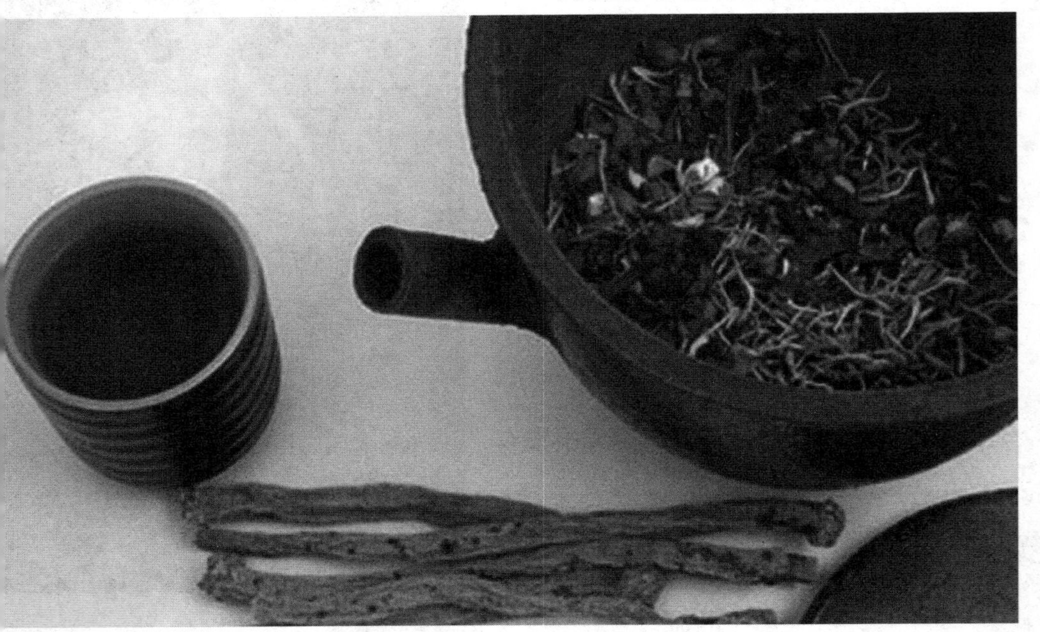

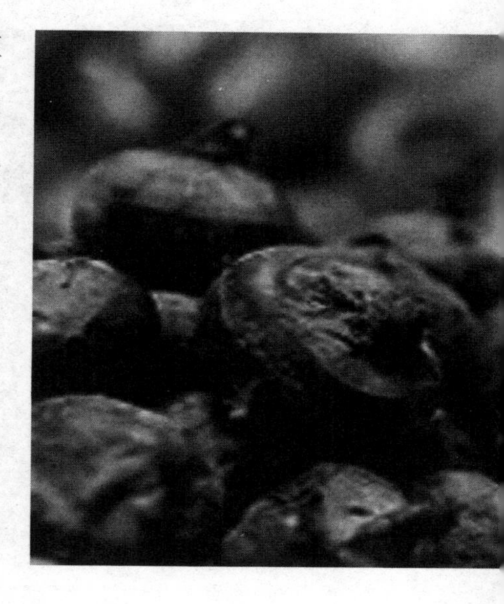

自己在某些医术上还不如别人。为了在医学上有更深的造诣，他改换姓名，到县城一家药铺为一位坐堂名医当了抓药的徒弟，用心学习名医的医术。有一次，一个员外带领女儿前来就诊，说女儿肚子痛，坐堂医生经过诊断，认为病人肚子有虫子，便开了一副打虫药。孙思邈接过药方正想抓药，可是突然感觉不对，他说："先生，你开的药量少了些，恐怕虫子打不下来呀！"坐堂医生非常生气，觉得他在员外面前伤了自己的尊严，就依旧按自己的方法开了药。小姐服药后，肚子很快不疼了，员外非常高兴，一面夸奖坐堂先生，一面拿出银两酬谢。坐堂先生也沾沾自喜，认为方圆百里自己的医术无人可比。不料小姐正准备回家时，肚子又疼了起来，反而比来时疼得更厉害了。这时坐堂医生无计可施，不知所措了，他忽然想起刚才徒弟抓药时所说的话，觉得很有道理，于是连忙把他叫到别处，问了原委。孙思邈说道：“从小姐的病情来看，她肚子里的虫子较大，但先生开的药只能把虫子毒晕，而不能毒死，小姐服药后暂时不疼了，那是因为虫子被毒晕了，可过一会儿虫子醒过来了，便要进行报复，因此小姐肚子疼得比以前更厉害了。”坐堂医生心服口服。为了治好小姐的病，应付眼前局面，他便很快按徒弟的意见重新配了一剂药，小姐服后不一会儿虫子就排出来了，肚

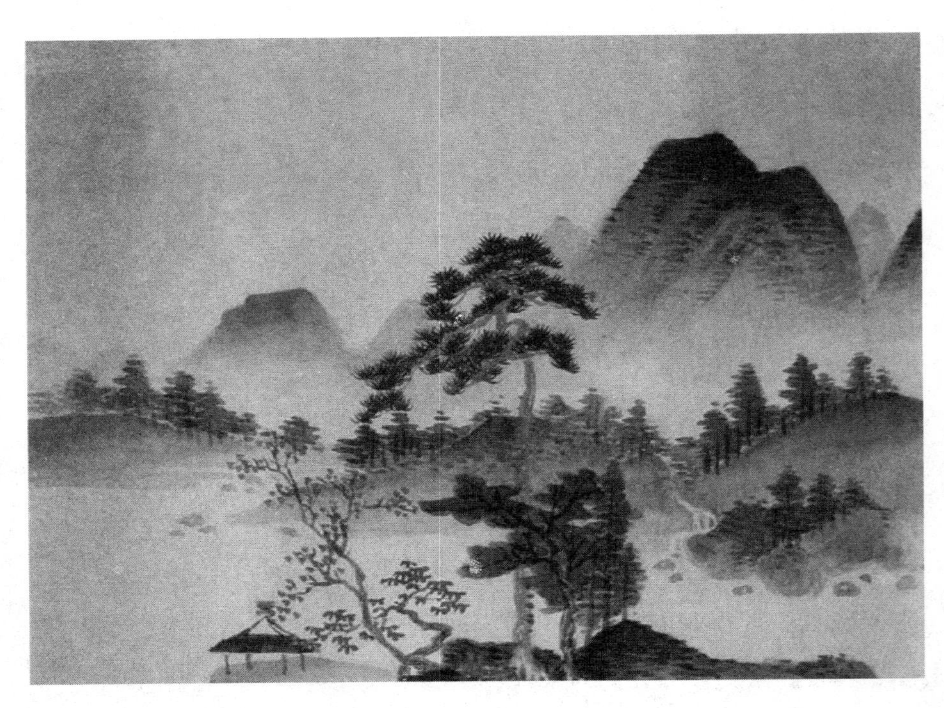

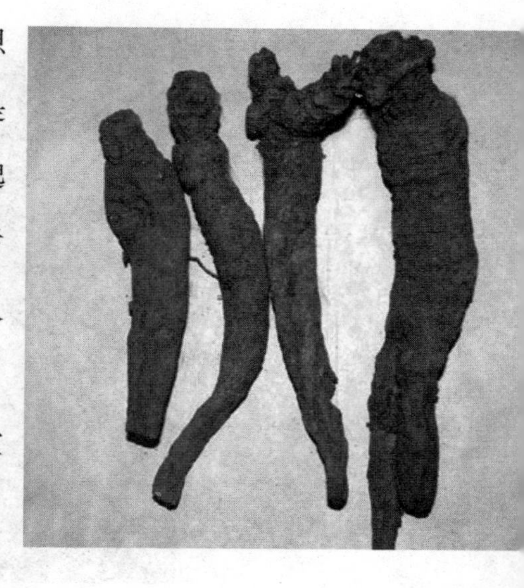

子也不疼了。他们走后，坐堂先生回想今天的事，感觉徒弟见解不凡，一定是个懂医的人。在他再三追问下，孙思邈才道出自己的真实身份，坐堂医生听后大吃一惊，起身对孙思邈磕头拜道："久仰先生大名，在下有眼无珠，多有冒犯，还请孙先生原谅，今后就请孙先生坐堂就诊，我还得多多请教呢。"孙思邈道："说哪里话，我才是久闻先生大名，来向先生学习呢。"

在隋炀帝大业年间，孙思邈用自制的"太乙精神丹"治好了许多难治的疾病，受到了当地群众的信任和欢迎。因为孙思邈谦虚有礼、学问渊博、医术高明，当时有很多著名的文人都来拜他做老师。此外，擅长针灸的太医令谢季卿，以医术、针灸著称的甄氏兄弟甄权和甄立言，专长药性的韦慈藏等也与他往来密切，相互探讨学问，这些都无形中拓展了孙思邈的知识领域。

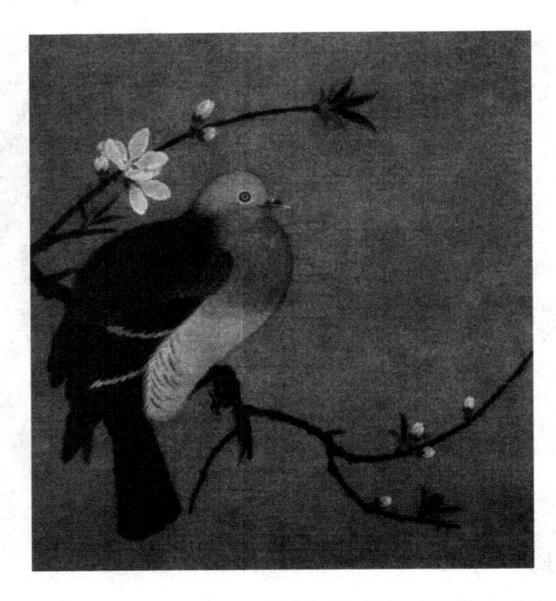

孙思邈求知若渴，永不满足，他酷爱读书，虽须发皆白也手不释卷；无论寒冬酷暑，都坚持不懈地进行医药研究。他曾长期跋涉于秦岭、巴山、峨嵋、太行等名山大川，奔波于陕西、四川、河南、山西、甘肃等地的偏僻乡村，从事诊疗、采药、考察、著作等活动，积累了丰富的知识和经验。从贞观年间到唐高宗永徽初年，孙思邈曾数次往来于川陕之间。其间也曾在长安、汉中和陇州等地方从事医药调研活动，救治大量病人。

民间广泛地流传着一个孙思邈起死回生的故事：传说有一天，孙思邈外出行医，看见一行出殡的队伍迎面走来。他停在路边观看，忽然上前一步按住棺材大喊："且慢！且慢！"送殡的人以为他是疯子，要赶走他。他说："人还没有死，你们为什么出殡？"众人说："人早就死了，你不要再胡说。"孙思邈说："人要是死了，血会凝固的。你们看棺材底下正在滴鲜血，怎么能说人死了呢？"众人一看，果

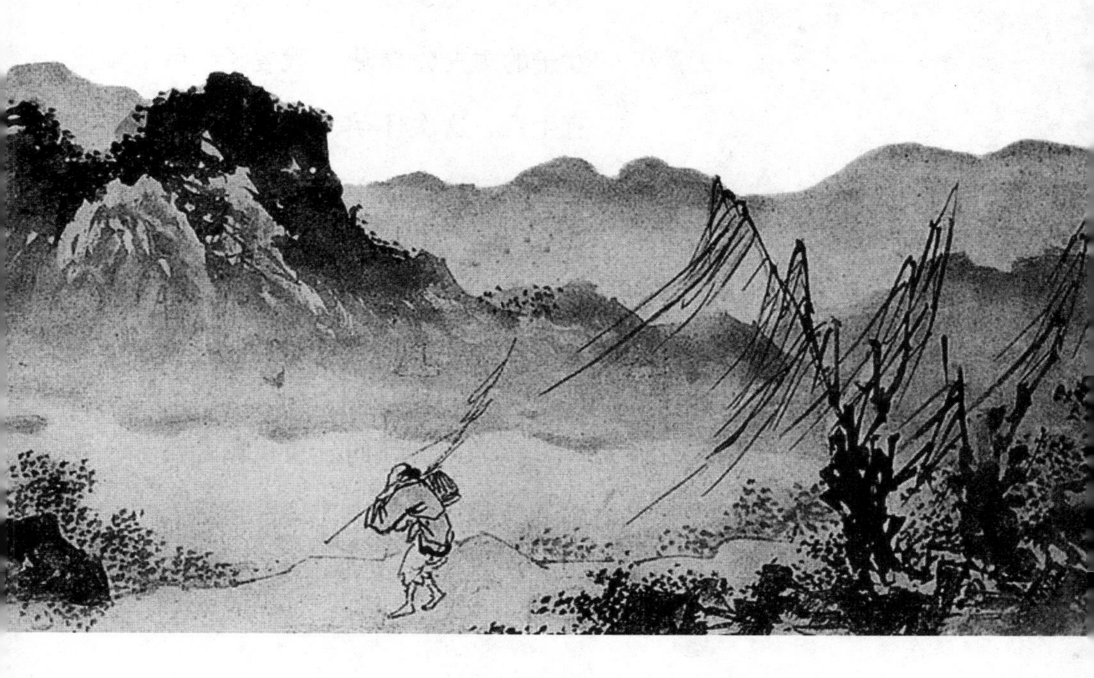

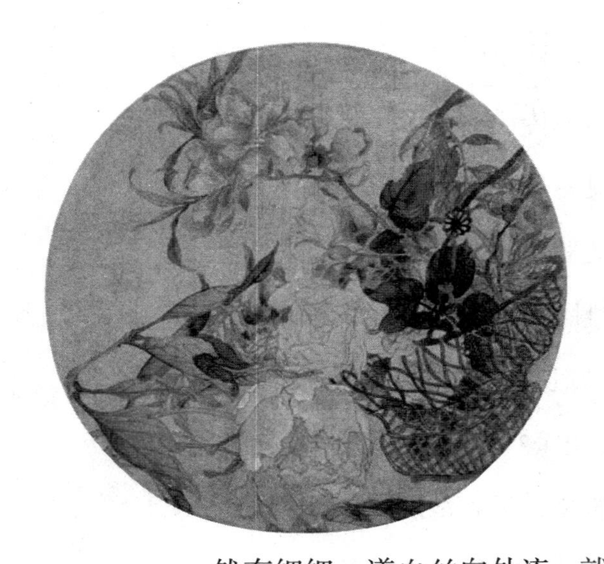

然有细细一道血丝向外流，就打开棺材请他查看。只见一个妇人面黄如纸，小腹鼓胀，双腿之间正向外渗着鲜血。这女子的丈夫哭着说："我妻子婚后十年没有生育。这次怀孕一年多了，昨天才觉胎动，可是却难产死了。"孙思邈试了病人的鼻息和脉象，取出三根银针，一根刺人中，一根刺中脘，一根刺中极。三针扎下去，孕妇很快苏醒过来。众人把孙思邈当成了神仙，一齐跪下磕头。孙思邈让他们站起来，又送给病人的丈夫一剂药、一幅图，嘱咐他："赶快把病人抬回去，喝下这副药，再按图接生，可保母子平安。”结果，病人回去顺利地生下了孩子。原来，这个产妇并没有死去，只是由于难产而窒息了。一个人如果真死了，时间稍长，就不可能再流出鲜红的血液来，这就是孙思邈判断产妇没死的根据。人们见他连死人都救活了，并且几针就救了两条性命，自然越来越信服他，都称颂他是起死回生的神医。

孙思邈的医术越来越高超，名声传播得也越来越远，虽然如此，但他从不追求名利。隋文帝曾经要他去做国子博士，他以生病为由拒绝了。后来唐统一了中国，唐太宗李世民即位后，在636年

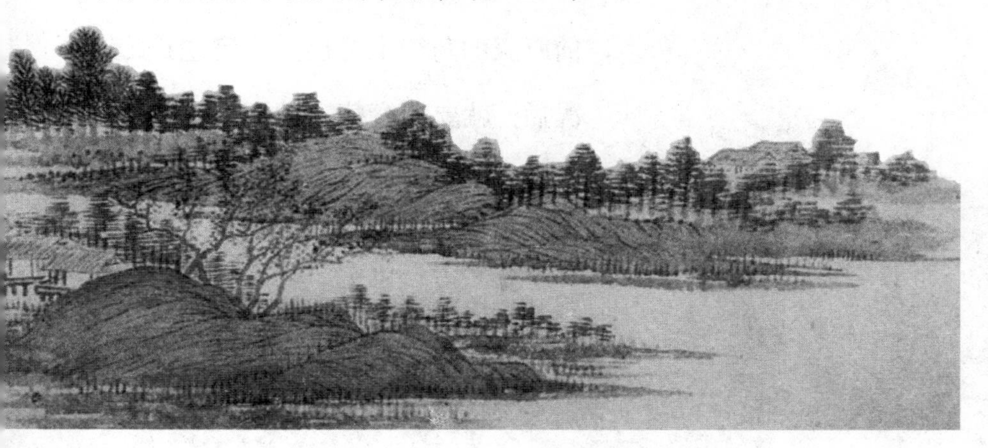

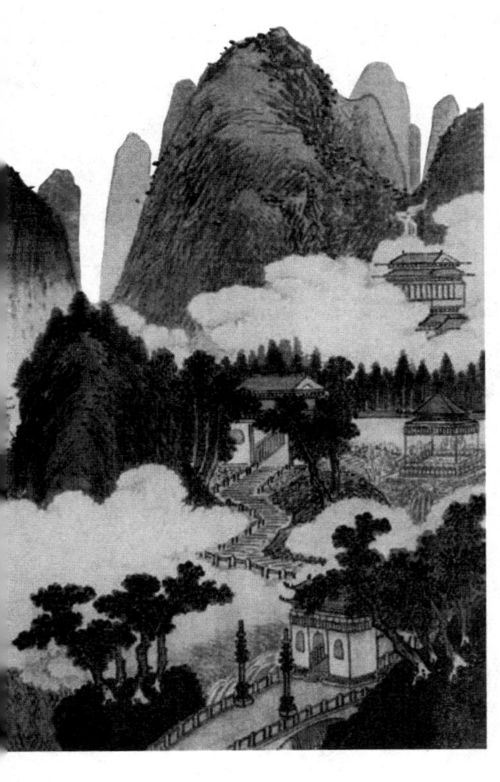

召孙思邈到京师，要授予他爵位，也被他拒绝了。

据说，当年皇后病重，卧床不起，虽经不少太医诊治，但一直不见好转，有人就推荐了孙思邈。唐太宗就把孙思邈请来，让他为皇后治病。

在封建社会里，男女授受不亲，更别提让孙思邈来亲诊皇后娘娘了。孙思邈看病之前，侍从们就让他白纱罩面，悬丝诊脉。孙思邈郑重地提出，看病不是儿戏，悬丝诊脉根本无法确诊，于是拒绝如此看病。唐太宗无奈，只得依从了他，于是孙思邈就亲自为皇后诊了脉。从病人的脉象观察，孙思邈知道皇后以前所服的药物不对症。他问过了服药情况后，就要观察病人的面色，这一举动又受到了侍从们的阻挠。孙思邈说：“刚才给娘娘诊脉，病已断定八成，但必须观其表里，才能尽窥病势。望、闻、问、切缺一不可。药力微，恐怕无济于事，但药性稍猛，性命就会难以保证。所以不观气色，我是不敢贸然下处方的。”尽管唐太宗很为难，但也只能就范。

宫女将纱帐掀起，孙思邈仔细观察了皇后的气色，就开了一副小柴胡汤来疏肝解郁。太医们验过药方，纷纷表示柴胡是升提之药，药性过猛，不适合皇后用。孙思邈说：“此病是从忧郁而起，肝气郁结，热邪内陷，而成血痨症。柴胡能提邪外出，自可痊愈，所以非用不可。”这时有个太医强辩说：“医书中绝无此理。”孙思邈说：“书中既有，娘娘的病早就该好了。”那位太医很不自然地

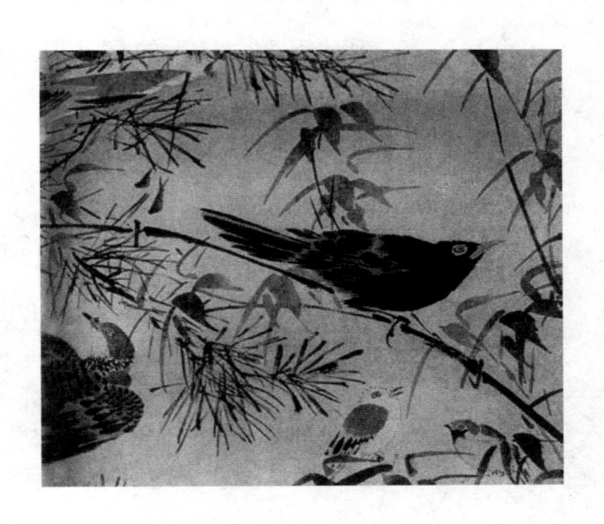

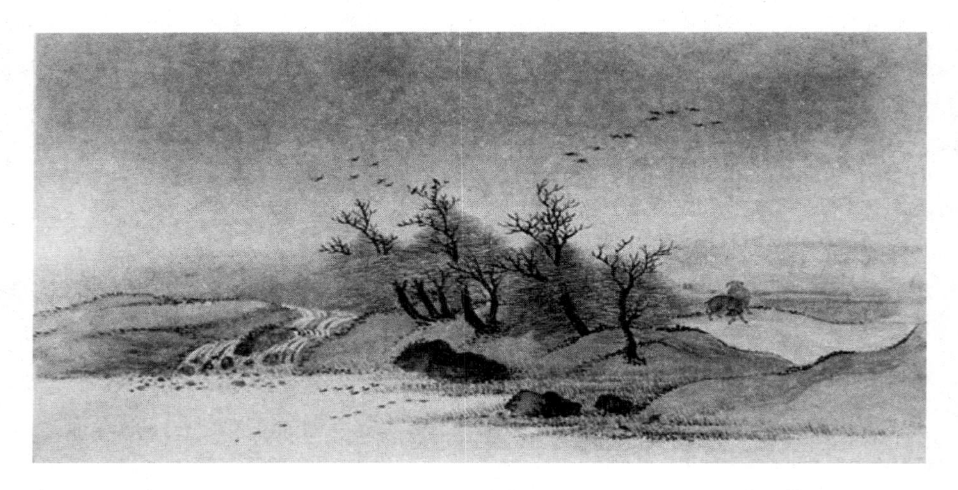

说："你这是何意？竟敢诽谤圣贤医书！"孙思邈据理力争说："我的学识浅薄，怎敢诽谤医书！须知本草之中，奥妙莫测，处方下药须从四诊八纲综合诊断，提邪外出，柴胡可用。"一番唇枪舌剑之后，大家把眼光聚向了唐太宗，唐太宗很赏识孙思邈，皇后的病又很严重，便决定服用孙思邈的药方。

皇后服了孙思邈开的药后，浑身颤抖，腹内疼痛，出了一身冷汗，但病情随即就有了好转，又经过了几天的调养，很快就恢复了健康。

孙思邈受到唐太宗李世民的嘉奖，

留他在当朝做官，可是孙思邈立志漂泊四方为广大人民群众舍药治病，婉言谢绝了太宗所赐的官位。唐太宗深为孙思邈的高尚品德所感动，更加欣赏孙思邈，后来还曾亲临华原县五台山去拜访孙思邈，并赐他颂词一首。直到现在，药王山南庵内还留有唐太宗御道“拜真台”“唐太宗赐真人颂”等古碑。

658 年，唐高宗征召孙思邈到京师，让他审订即将成书的《新修本草》，因为孙思邈在这项工作中有突出贡献，唐高宗就想请他担任谏议大夫的官职，他再次拒绝了。后来，他为了更方便地查阅医书以便从事著述,终于接受了“承务郎”一职，在“尚药局”供职了一段时期。

就这样，孙思邈在京城长安居住了十六年，阅读了大量医学著作。在阅读了许多医学书籍并搜集到自己所需要的资料以后，他便于 674 年借口身患重病辞职返乡了。

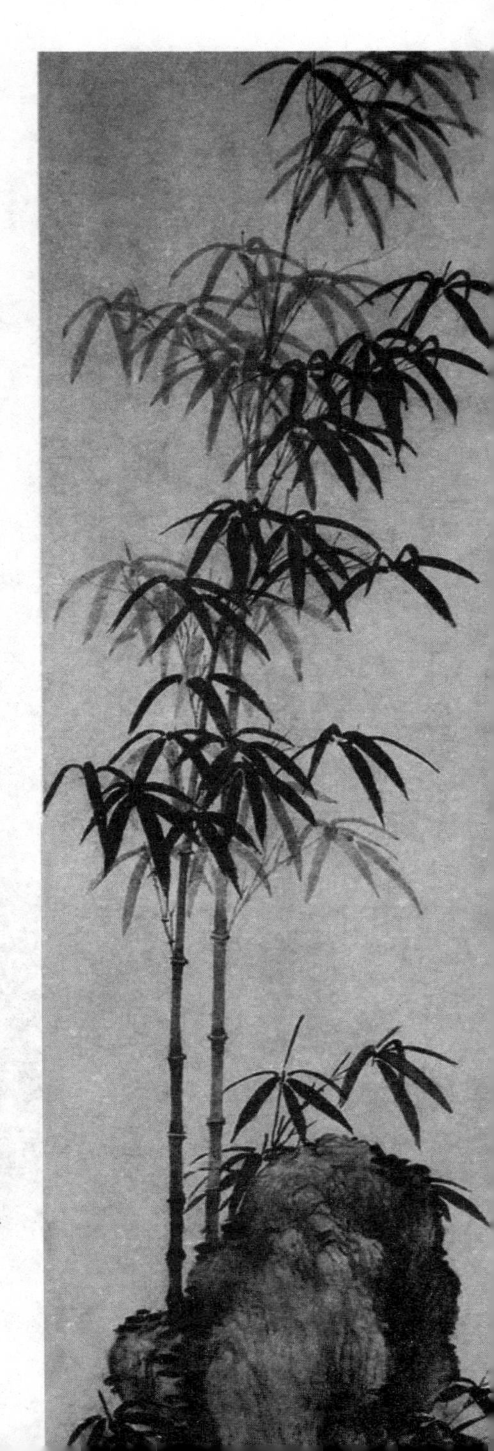

（三）严谨的治学方法和高尚的医德

孙思邈从 18 岁开始学医，直到百岁之后，仍然在潜心钻研各科医学。他在祖国医学的生理、病理、诊断、治疗、药物、方剂等基础理论以及内、外、妇、儿、针灸、按摩等各科疗法，均有相当高深的造诣。他涉猎群书，吸取各家之长，也十分重视搜集流传于民间的医疗经验。他用这些方法医治了很多病人，不畏辛苦地行走在民间，赠医施药，被后世医

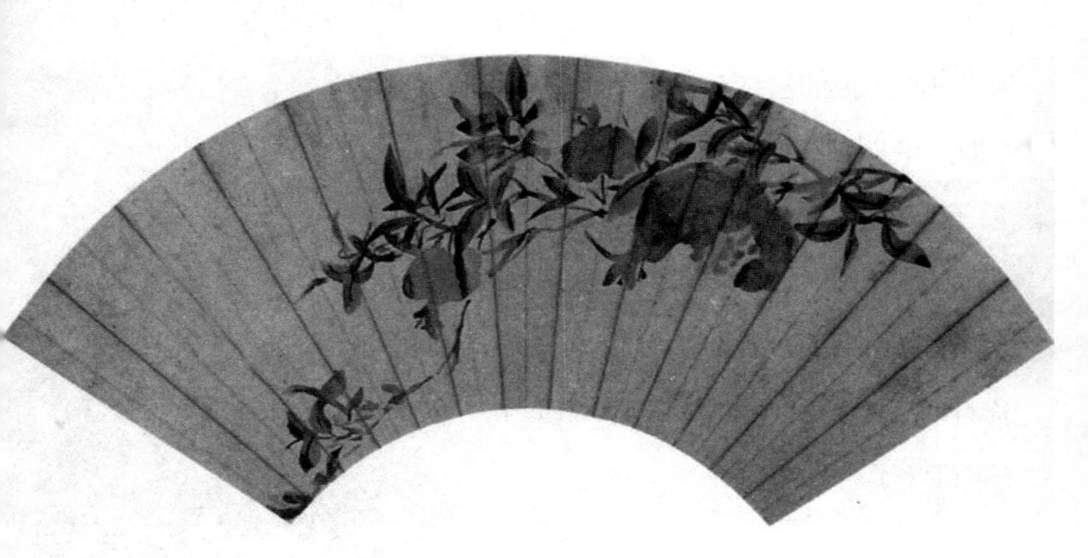

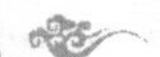

家视为楷模。

1. 严谨的治学方法

孙思邈对祖国医学的学习是很认真的，他认为：疾病常常有内部相同而外部表现不同的，也有内部不同而外部表现相同的，因此人体内脏之实虚、血脉营卫之通塞，不能单方面从耳闻和目见所察觉，必须全方面地诊察疾病。如果病邪有余则应泻而反补益，虚而不足应补而反损通者反而再通，塞者反而用塞法，热者给吃温热类药，寒者给吃寒药，那就是病上加病，希望病人好转，实际上却是加重病人病情。

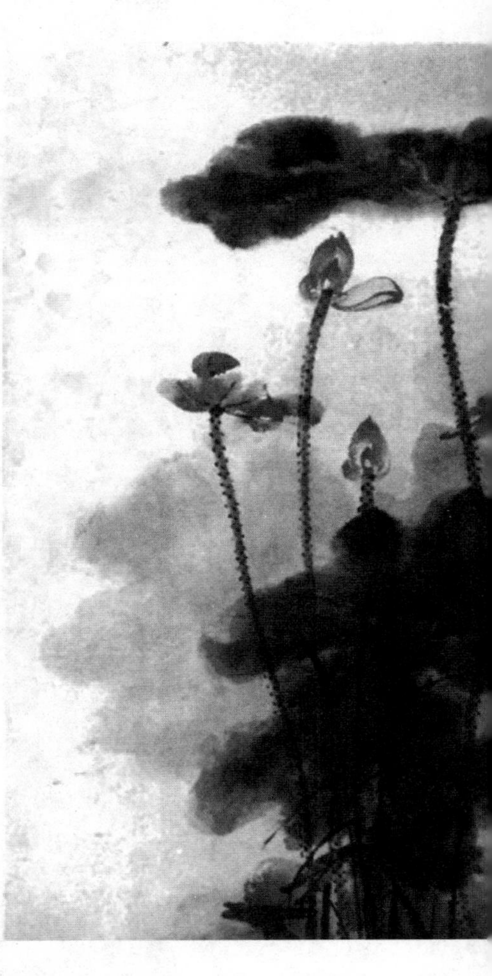

孙思邈将自己学到的知识应用到实践中去，并在实践中学习医疗技术，用来解除病人的痛苦。在那个年代，狂犬病是一种很严重的疾病。它是疯狗咬人后，使人精神发狂甚至死亡的一种病。孙思邈刚开始学医时，还未专门以行医为职业，有人患了狂犬病，求治于他，

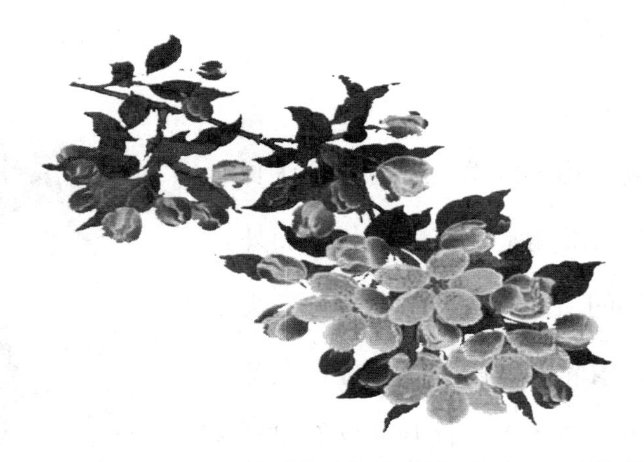

他不知道应当怎么办，经他手死去的狂犬病人一个接一个。自此他一心一意地钻研狂犬病的治疗，后来再碰到这种病，治疗效果就越来越好了。

2. 高尚的医德

孙思邈不但在治学方面给后人不少启发，在医疗道德方面，也提出了作为一个医生必须具备的行为标准。他认为，作为一名医生，必须要具有高尚的品德，要懂得“仁义之心”“有慈悲之德”，具有济世活人的使命感。因此，在他所著的《千金方》第一卷中详细地论述了作为一个医生所必须具有的医疗态度和医学品德。

孙思邈认为：一个优秀的医生要把病人的疾苦看成自己的疾苦。治病时，必须一心一意，全神贯注，丝毫不能夹杂有贪求财物的念头。不能仗着自己有点专长，就一心牟取私利。对于病人要有深切的同情和爱护精神。医生的志愿就是解除病人的痛苦，不论病人贫富贵贱，不管他长得好不好看，也不论是不是亲人朋友，都要一视同仁，把病人看做自己的父母兄弟一样。只要有患者相召，不论路途有多艰险，都要一心前去救治，这样才能是百姓的好医生。所以，只要有人请他看病，他从不推辞，遇到穷人，他甚至不肯领受钱财。

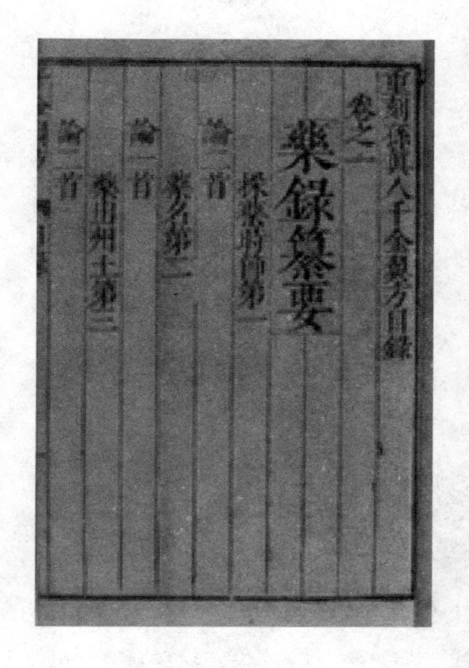
重刻孫真人千金翼方目録
卷之二
藥録纂要
採藥時節第一
論一首
藥名第二
論一首
藥出州土第三
論一首

孙思邈说到做到，他本人治疗过六百多个麻风病人。麻风病是一种很难治疗的慢性传染性疾病，他为了解除病人的痛苦，寻找治疗这种疾病的方法，在治疗过程中，他不怕传染，亲自看护，把各个病人的症状和情况都详细记录

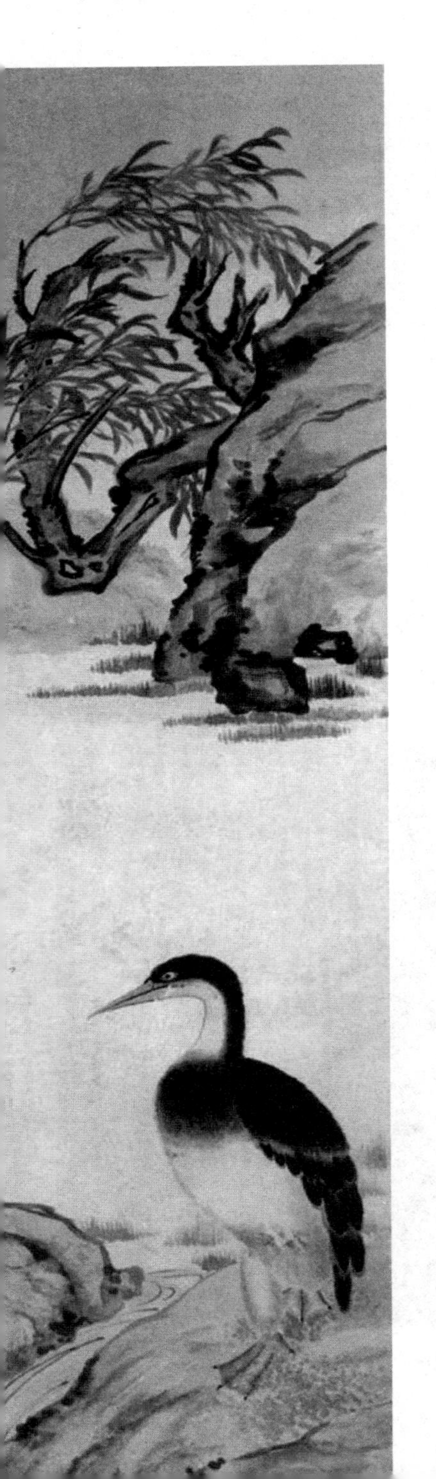

下来。贞观年间，他为了让一麻风病人摆脱家务和房事，还专门将他带入山中，让病人连服松脂一百天，结果患者因害麻风病而脱掉的胡须、眉毛又生长出来了。由此他得出结论，麻风病人还要戒绝房事，不能仅仅依靠药物来医治。

孙思邈还认为，作为一个同情病人疾苦的医生，为病人治病时，应当不怕脏臭。他说：凡遇到病人患疮疡伤科病或拉痢疾时，虽然病人脏臭不可诊视，人们都不愿接近，但作为一个医生要有怜悯之心，绝不能有丝毫厌烦之意。

孙思邈反复强调，一个优秀的医生要认真负责，不能粗心大意，他说，作为一个医生要时刻注意检查自己，胸怀宽广，不要有突出个人的表现。看病认疾，要态度严肃，专心一致，仔细检查体形症候，一丝不苟，处方针灸，不得有点滴差错。虽然说病人来了要紧急抢救，但临事不要慌张，应当深思熟虑，不能不顾病人安危，草率诊治，只图表现自己。他指责当时一些不负责任的医生，切诊时，病人脉跳不够五十次，而且只摸寸部不按尺部，也不认真观察病人的气色，仅仅问了一下病情就将处方开出来。须知这样诊治疾病只能看到局部，根本不能判断病人的生死和预后。这是当医生一定要时刻警惕自己而应加以戒绝的，也是病人应当时刻提防的。

孙思邈提倡尽量用便宜药代替贵重药。因为当时的医生不少都是承袭家业的，他们有名无实，自吹自擂，开方喜用贵药和难求的药，以此证明自己广闻博识。孙思邈很看不起这样的人，他指责当时一些医生治病多用人参、肉桂这类价贵难得的药物，他认为，遍地皆有的苦参、青葙子、葶苈子、青蒿等类药，除热解毒效果最好，远远超过那些贵重药。

孙思邈对当时医生保密医方的情况不屑一顾。他在谈到妇人面部修饰药保

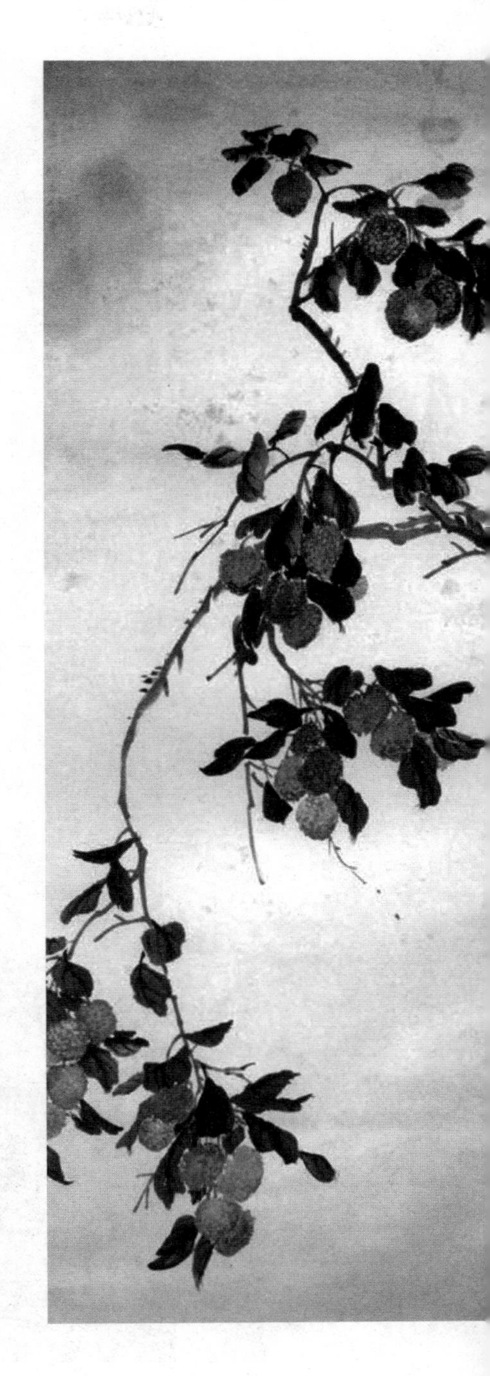

密情况时说：今天的医界各家极为保密，不许徒弟泄漏一法一方，甚至父子之间也不传授，但是古人立医法时说要使医家了解，要人人都知道，不然，就会阻碍医学的进步。孙思邈本人对于医方相当大度，为了让更多的百姓更及时地得到救治，他甚至把很多最有效的医方刻在了石碑上，并把石碑竖立在了行人来往频繁的大路上，供人们抄回去使用。人们遇到疾病无法医治就采用石碑上的治法，取得了很好的疗效，人们非常感激孙思邈的恩情，将那座石碑称为“石大医”。可惜的是，有一个医生为了独占

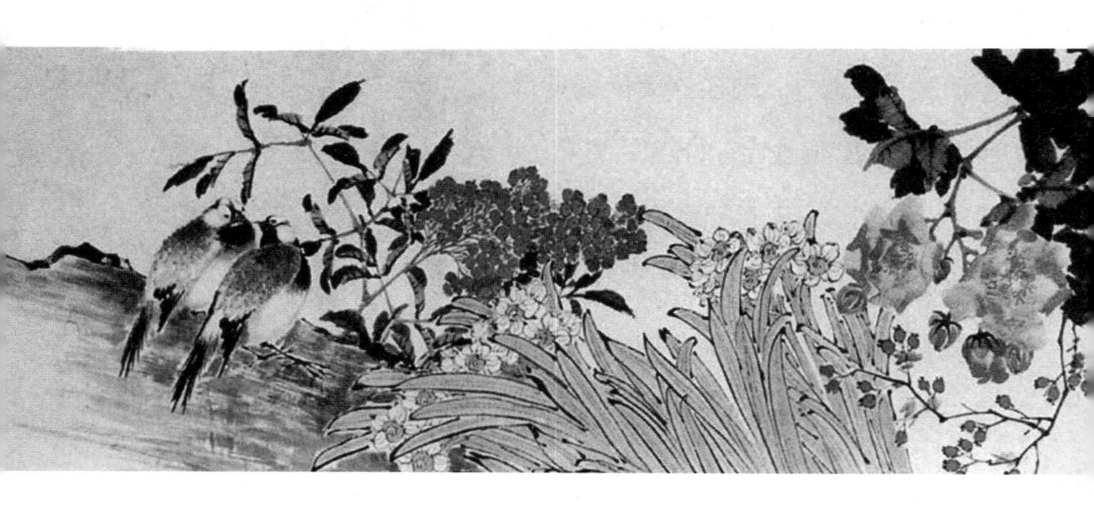

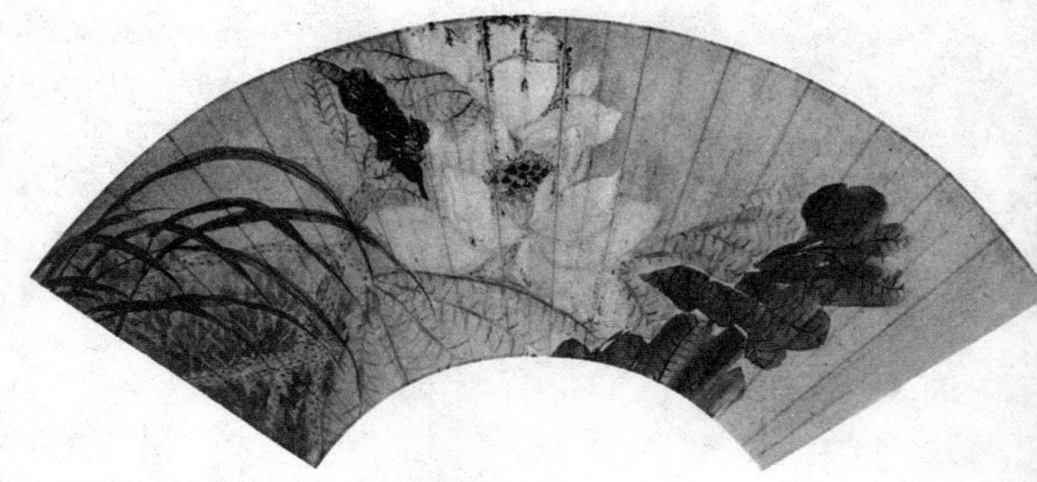

这些药方，就将“石大医”上的药方全部抄录后，在一个夜晚用凿子将“石大医”上的方子全部凿掉了。不能不说，这又是医学界的一件憾事。

在人们心中，孙思邈是位伟大的医师，因此人们自古至今仍尊崇他，尊他为“药王”。孙思邈为医生提出的这些行动准则，不仅在当时有进步意义，对后代医家也有重大影响。

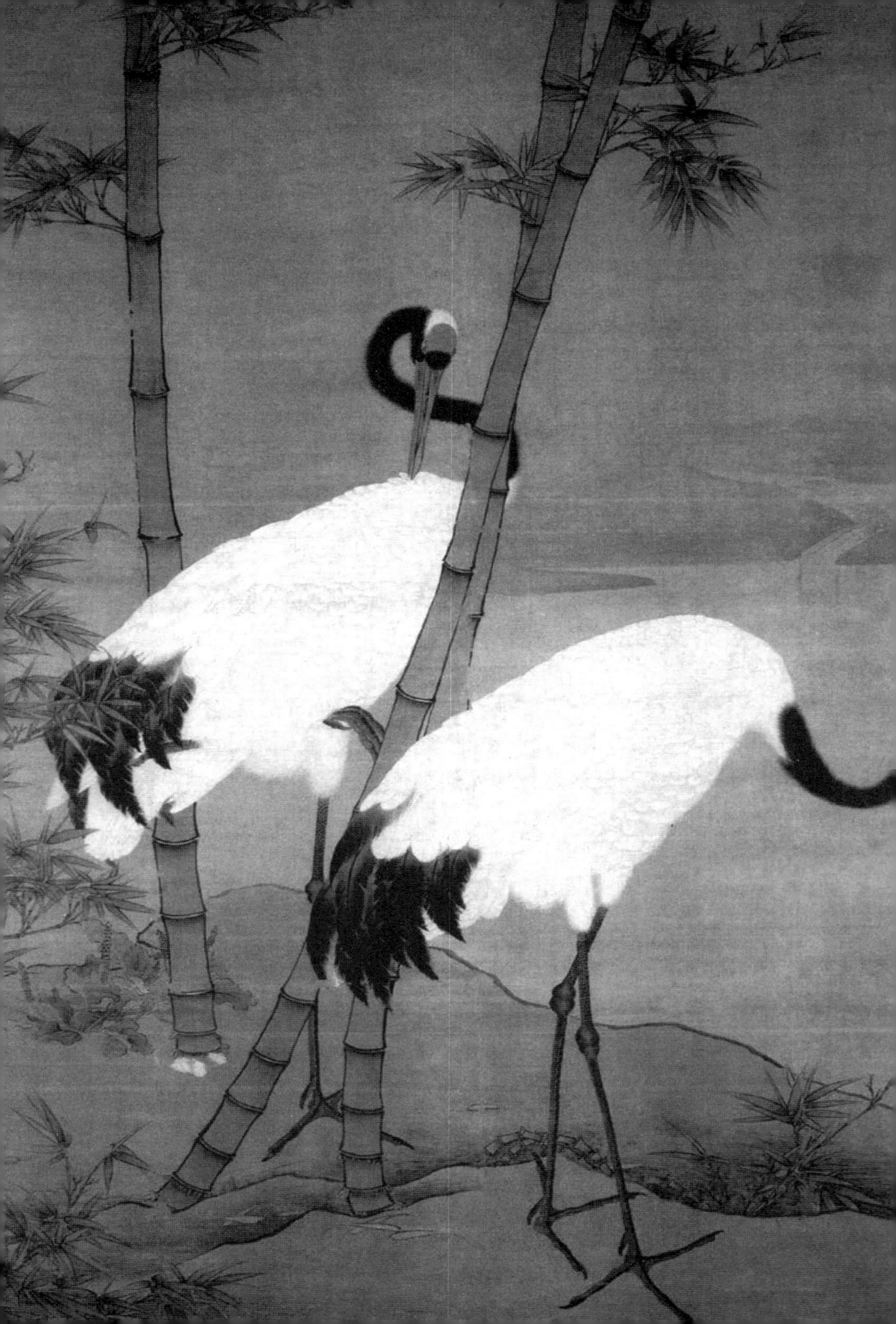

二、惊世巨著《千金方》

晋隋间，社会动荡不安，我国这一时期的医药学家虽然在疾病的认识、医方创制、新药发现等方面都有很大的进步，但多散在各家的方书之中，得不到整理和提高。到了唐代，国家统一、生产发展，经济繁荣，为科学文化和医学的交流和发展提供了有利的条件。《千金方》就是孙思邈在整理和提高以前医学成就的基础上，总结自己毕生的临床经

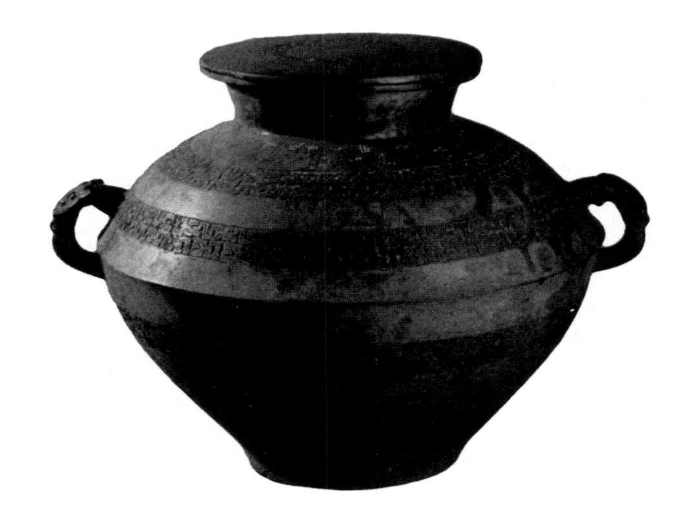

验,写出的一部综合性临床百科全书。《千金方》是两部书的合称，它们分别是《备急千金要方》和《千金翼方》。

自从孙思邈踏入医学宝库的大门以来，便把毕生的精力都奉献给了医学事业。他敢于实践、勇于探索，并善于向劳动人民学习，他在行医的过程中，深感古代医方散乱，不便参考，便着手进行整理，广集各医书的精华。孙思邈还对唐以前的医学资料进行汇总、研究，并结合自己数十年的临床心得体会，于652年，70岁高龄时写成了《备急千金要方》。

《备急千金要方》全书共30卷，分232门，合方论5300余首。其中包括了“脏脉之论、针灸之法、脉证之辨、食治之宜、先妇女而次婴孩、先脚气而后中风、痈疽、水肿、七窍之病、五石之毒、备急之方、养生之术”等方面。这本书突破了长期医必称《黄帝内经》，药必言《神农本草》的旧制，其规模之大，在唐代以前的医书中是罕见的。《备急千金要方》是孙思邈在总结前人成就的基础上，充实了新的内容，从基础理论到

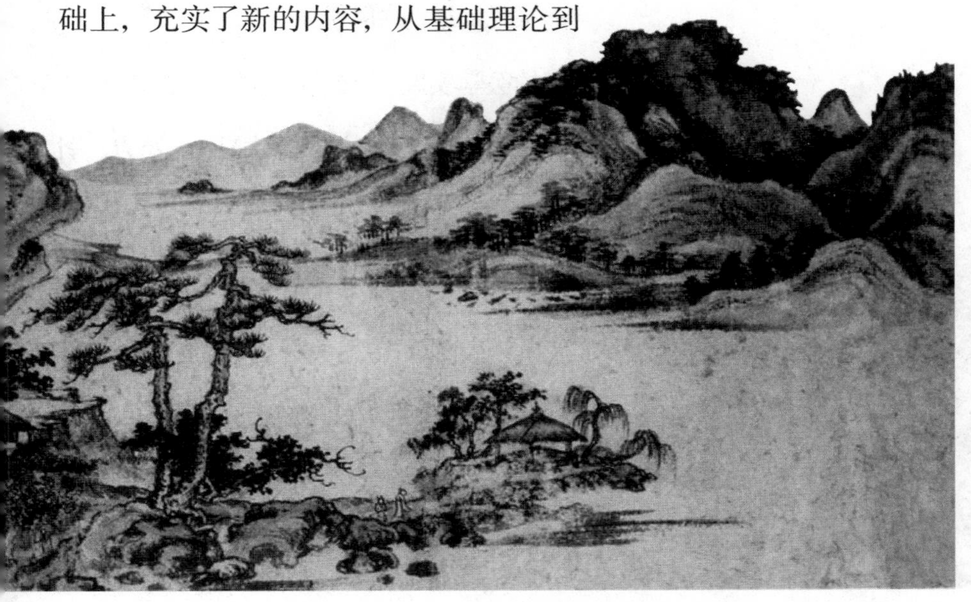

临床各科治疗做了系统的、全面的论述。可以说，它是祖国医学在唐代文化发展高锋时期的代表作，也是我国现存最早的医学类百科全书。后来，为了补充《备急千金要方》的不足，孙思邈又在前书的基础上，继续探索，不断积累，于百岁时又写成了另一名著《千金翼方》。对《备急千金要方》加以补充和发挥，共计三十卷。两书统称为《千金方》。

在这两部划时代的巨著中，孙思邈不仅收载了唐以前的"经文古方"，而且还记录了大量的"俗说单方"，并结合自己丰富的医学实践,创造性地发展了祖国医学。对疾病的预防、诊断、用药、处方、针灸、食疗等，都作了精辟的论述。在妇科、

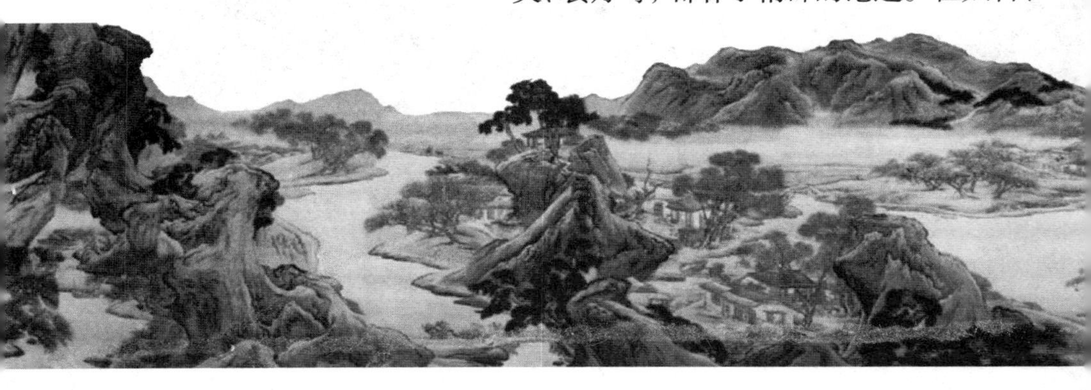

儿科方面，也有许多独创。例如，他主张胎儿初生必须“先以棉裹指，拭儿口中及舌上青泥恶血”；对落地不作声的假死儿，也提出了许多急救之法。这些在1300多年前提出的见解，完全与现代科学的提法相吻合，足见他的医道之高明。

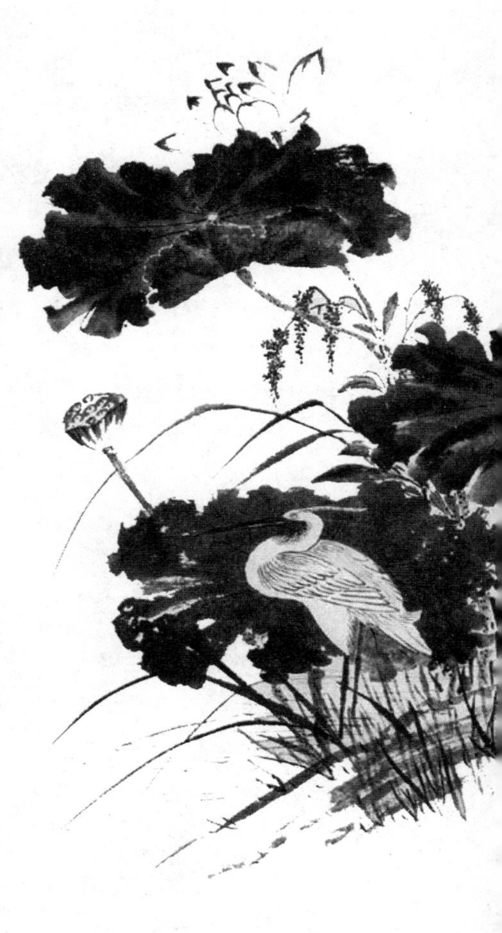

（一）《千金方》的由来

孙思邈孩童时期体质不好，瘦弱多病，但因为他从20岁开始便认真钻研医学，为人开朗乐观，又十分注意保养身体，所以在他70岁时仍然精力充沛。同时他想到自己为百姓治病也有将近半个世纪了，积累了很多治病经验，搜集了大量的医学材料，为了把他的医疗经验更好地传承下去，为更多的人解除病痛，他下定决心回到家乡著书立说。

他在弘文馆摘录的大量医经、方书资料，大约占全部篇幅的三分之一；他在各地访问、学习中搜集到各种单方、验方和秘方，为数也不少；还从当时一些少数民族、域外各国的医药材料中，收集到一些宝贵的治疗方法和药物，这部分内容大约占全部篇幅的五分之一。这部书的确是孙思邈毕生精力的结晶，几乎包括了当时所有医学的理论和实践，以及临床各科的全部成果。

这是在1300多年前的旧社会，当时纸、笔等工具还十分不方便，要编著这样大规模的书，所要克服的困难，所要付出的巨大精力，就是在今天，也是难以想象的。但是，孙思邈以自己丰富渊博的学识、坚忍不拔的毅力，终于在古

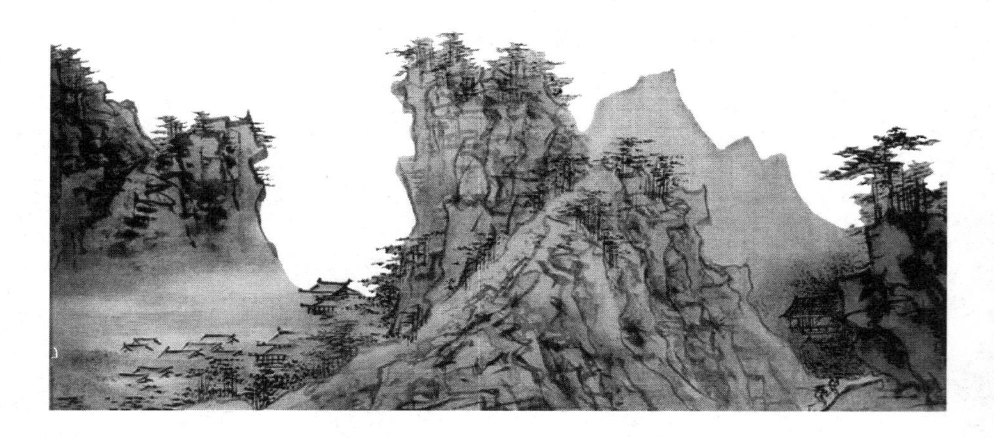

稀之年完成了这部巨著。他感到十分高兴，因为他自认为给后人留下了宝贵的精神财富，可以不虚此生了。但是，他还有些遗憾。最大的一件遗憾，是直到此部书著成时，也没能见到《伤寒论》的全貌，只从别的著作中看到过一些片断的内容。自己虽然也治疗了一些伤寒病人，但总觉得经验还太少，自己的书中还没能深入论述这种病症。

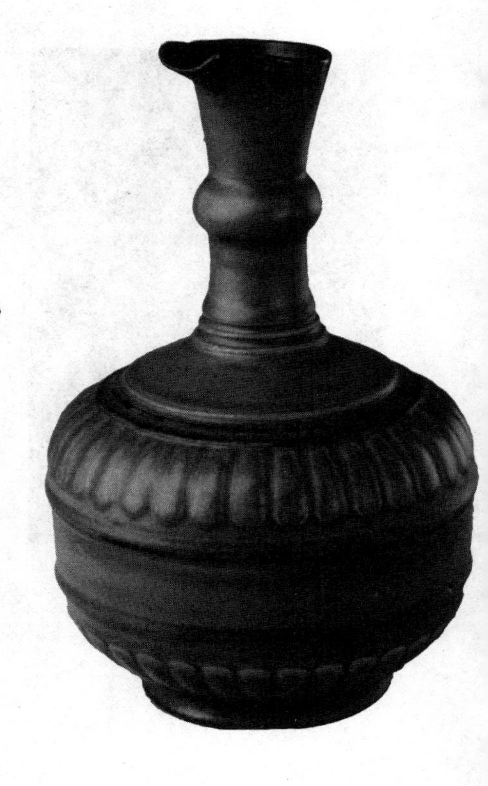

在这一年严冬，全部书稿已经誊清。孙思邈对徒弟们说："书是完成了，可是还得写一篇序言，把写书的目的说清楚才行。再说，也还没有书名呢。"他良思片刻，拿起纸笔。端端正正地写了六个大字："备急千金要方。"还边写边说："人命至重，有贵千金；一方济之，德逾于此。"也就是说，人的生命是世界上最重要的东西，比千斤黄金还要珍贵得多。如能用一剂方药来拯救人的生命，所积的功德真要远远超出千斤黄金的价值了。所

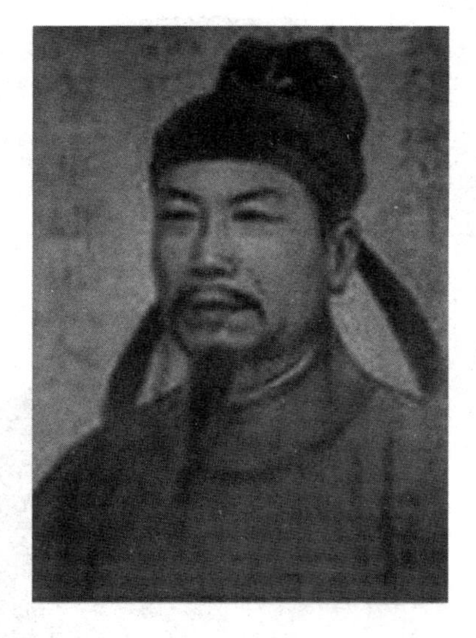

以孙思邈用"千金"两个字来命名自己的医学著作。

孙思邈在著完《备急千金要方》之后犹感不足，于是他仍然辛勤劳作，继续长途跋涉，搜寻预阅而未得之先贤论著，再集三十年之功，撰写出《千金翼方》三十卷，以作《备急千金要方》的补充。值得一提的是，《千金翼方》将晋唐时期已经散失到民间的《伤寒论》条文收录其中，单独构成九、十两卷，竟成为唐代仅有的《伤寒论》研究性著作，对于《伤寒论》条文的保存和流传起到了积极的推动作用。

（二）《千金方》的内容

孙思邈通过学习以及总结自己的医疗实践，成就了医学名著——《千金方》，对医学及药学方面等都有很详细的阐述，对中医药后来的发展作出了非常重要的贡献。

其中,《备急千金要方》共三十卷,全书的主体内容,是他自己几十年来治病的经验总结,这大约占一半左右的篇幅。从具体分类来说,全书开卷的部分,卷一名为序例,分为九项,他阐述了医生应学习的古典书籍、为医之法、病因概述、诊断、处方、用药的方法及配伍、药物的炮制、药物的合理服用以及常用药物的储备。

孙思邈将妇人科放在卷二、三、四。这是因为在医学上妇人病比男人的病要多一些,孙思邈认为,这些妇女受那么

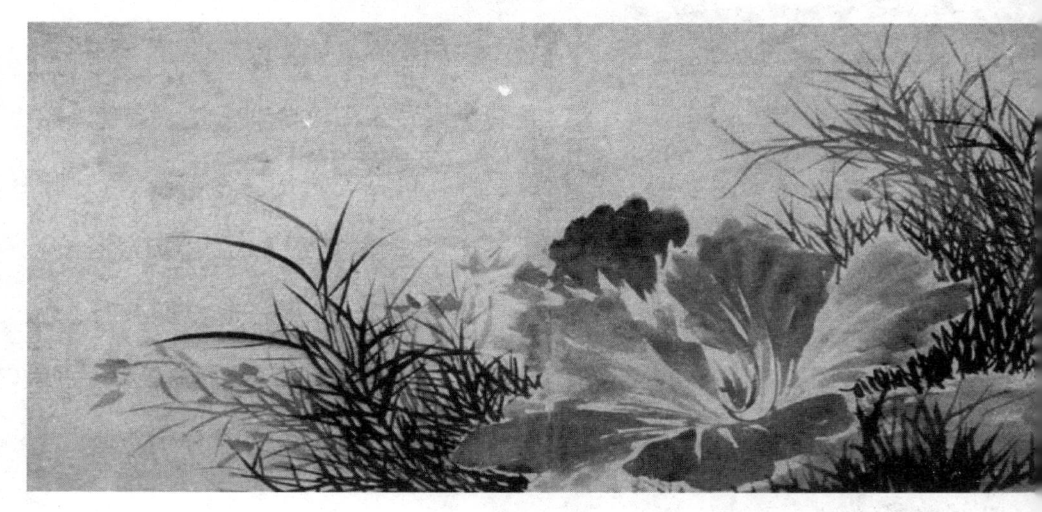

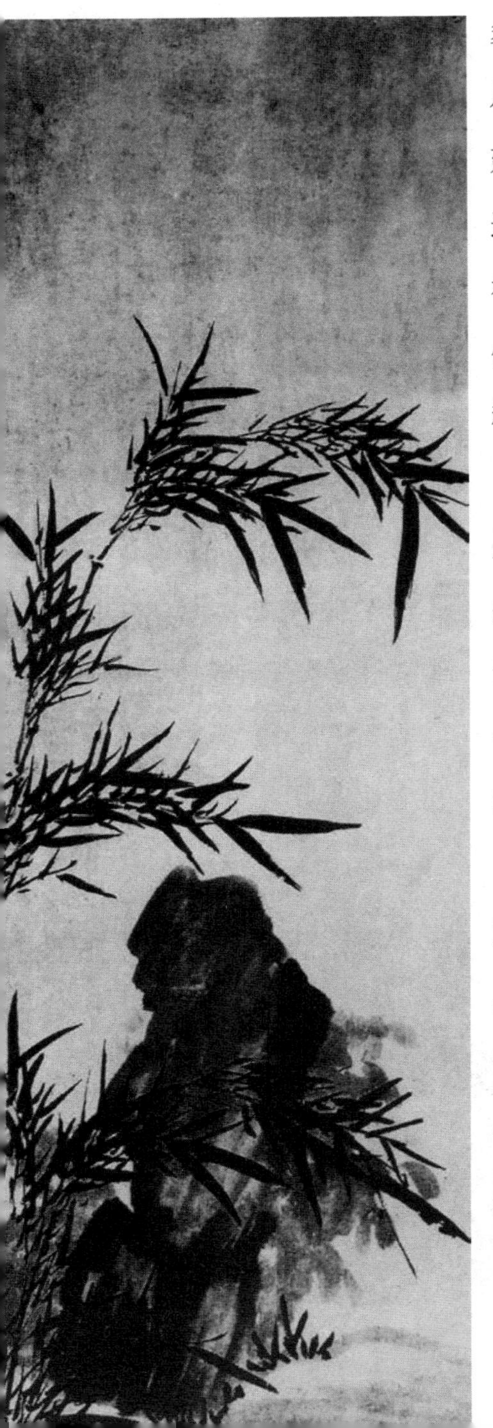

多疾病的煎熬，还受着三从四德的约束，从医疗上说，应该特别加以重视。在封建社会歧视妇女的社会风气下，孙思邈这样做，十分鲜明地表现了他反对封建礼教的勇气，是很可贵的。在这三卷里，他分上、中、下三部分详细地讲述了妇科的常见病症及治疗预防的方法。

随后两卷即卷五上、卷五下论述的是小儿科的病症。他特别重视小儿的疾病，是因为小儿是“哑科”，自己不会诉说病情，有什么病容易耽误。所以把它也放在书的前面，这样容易引起人们的注意。

在妇科、儿科的后面，卷六上、卷六下就是人体各种特别感觉器官耳、眼、鼻、喉、口腔等疾病。卷七至卷十则讲述了诸风、伤寒所致疾病的诊断治疗。卷十一至卷二十，孙思邈根据五脏（心、肝、肺、脾、肾），六腑（小肠、胆、大肠、胃、膀胱、三焦）的病症分别叙述。卷

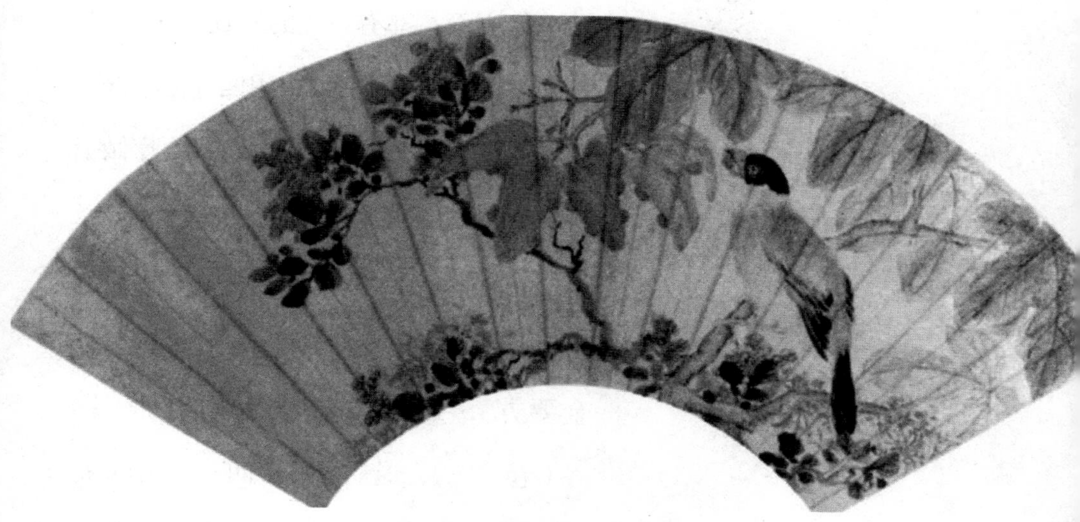

二十一至卷二十五，对一些杂病，像消渴、水肿、外科痈疽、急救等等进行了讲述。卷二十六、卷二十七，论述了食疗及养生。卷二十八至卷三十阐述了号脉诊断疾病、经络走向以及如何用针灸的方法治病。

《千金翼方》共三十卷，卷一到卷四是专门研究药物的文献。孙氏按《新修本草》之例，分玉石、草、木、人兽、虫鱼、果、菜、米谷、有名未用等9类，记载了1105种（其中附药272种）药物的性味、功能、主治、别名、产地及处方、采药等内容。特别在药物的采集、种植、炮制、贮藏等方面，都有系统的论述。

《千金翼方》一书中用四卷（卷五—卷八）篇幅对妇科疾病的诊断治疗做了详细的论述；用两卷（卷九、卷十）叙述了伤寒疾病；卷十一阐述了小儿的疾病，卷十二谈到了养性。相比《备急千金要方》，在《千金翼方》中增加了辟谷（卷十三）、退居（卷十四）、补益（卷十五）、中风（卷十六、卷十七）、杂病（卷十八—卷二十）、万病（卷二十一）、飞炼（二十二）、疮痈（卷二十三、卷二十四）、禁经（卷二十九、卷三十）。在卷二十五至卷二十八中，对脉象诊断及针灸治疗疾病做了论述。因此说，《千金翼方》对《备急千金要方》做了更深的论述和补充。

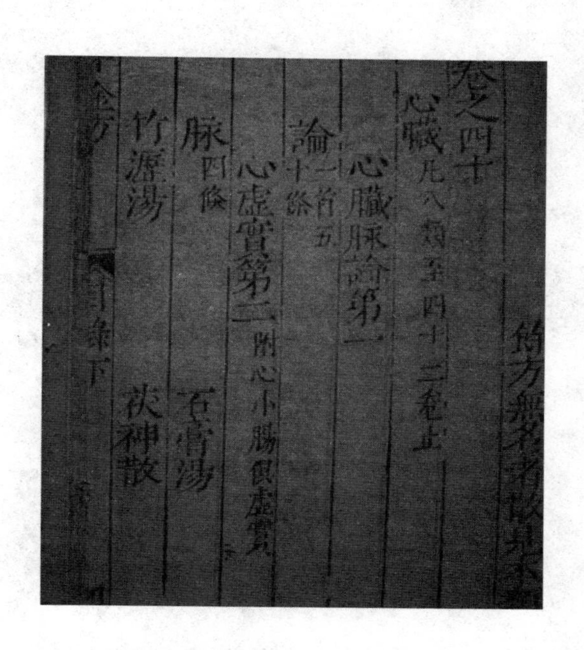
卷之四十
心臟凡八類至四十二卷止
心臟脉論第一
論一首 五十條
心虛實第二 附心小腸俱虛實
脉四條 石膏湯
竹瀝湯 茯神散

孙思邈在《千金方》中把许多杂症都概括于脏腑、虚实、寒热之中，从而立方遣药。同时，这部著作中内、外、妇、儿、五官、针灸、营养各科无所不包，并都初具规模，这对以后临床医学的分科发展，大有促进作用。

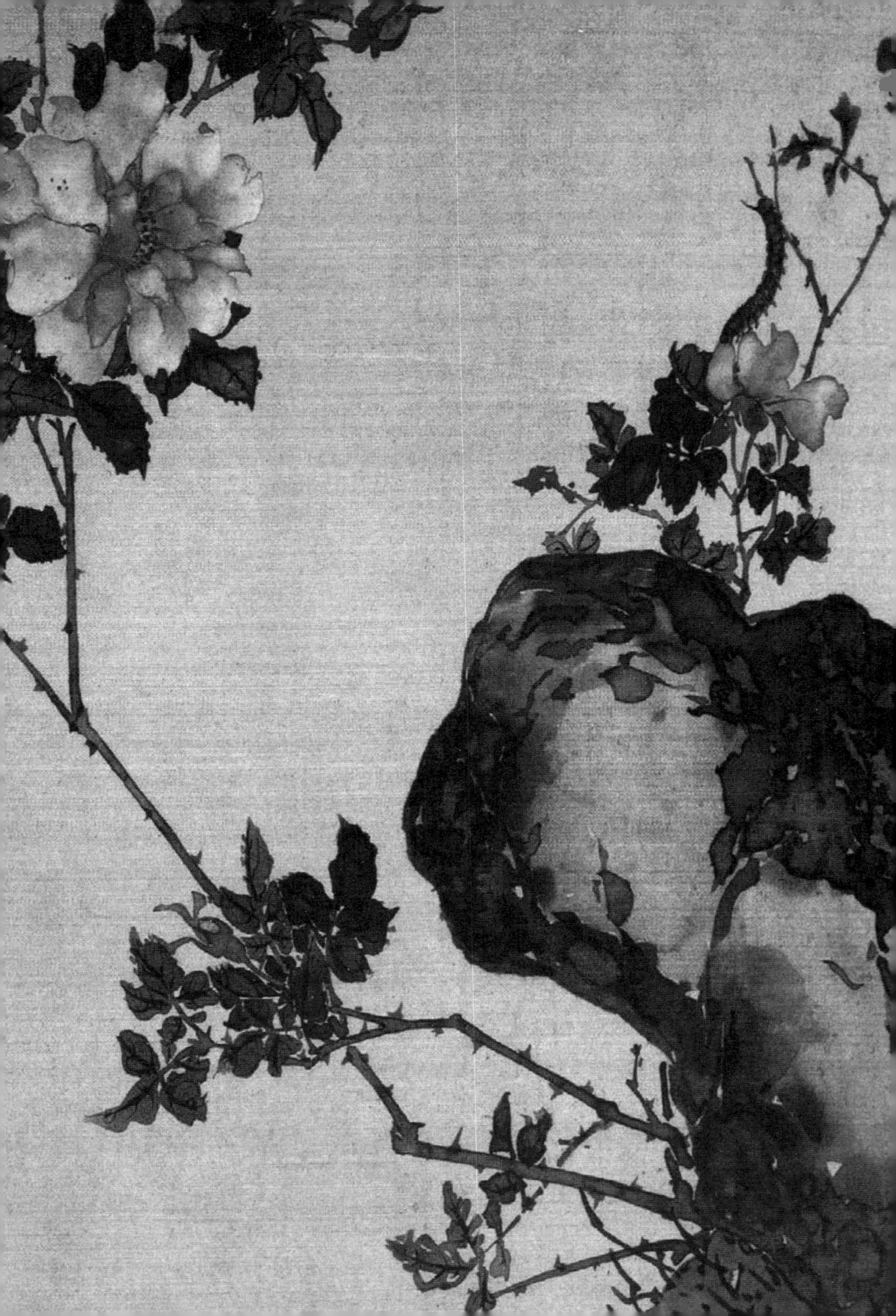

三、《千金方》的贡献

（一）《千金方》对内科学的贡献

在内科病的治疗方面，孙思邈有着丰富的临床经验。

据《备急千金要方》记载，有一位妇女患半身不遂，卧床三年不起，孙思邈用了一种药酒给她治疗，吃后就恢复了健康。唐代武德年间，有一个有名的尼姑净明患霍乱日久，一日犯一次或两次，发作时痛苦异常。当时朝内的名医都治不好。孙思邈按霍乱治疗，用“治霍乱使百年不发丸方”就治愈了。

孙思邈对消渴病在《备急千金要方》卷21中有专节的论述，孙氏指出消渴的病因是“积久饮酒”“咀嚼酱，不择酸咸”“积年长夜酣兴不解”。在对消渴的治疗方面提出，治疗方药常用栝楼根、生地、麦冬、知母葛根等滋阴清热之品，若肠胃实热，则用大黄、黄连、石膏、龙胆草、黄芩等以清热;若肾气不足，则配伍干地黄、苁蓉、菟丝子、山茱萸、巴戟天、五味子等以补肾。

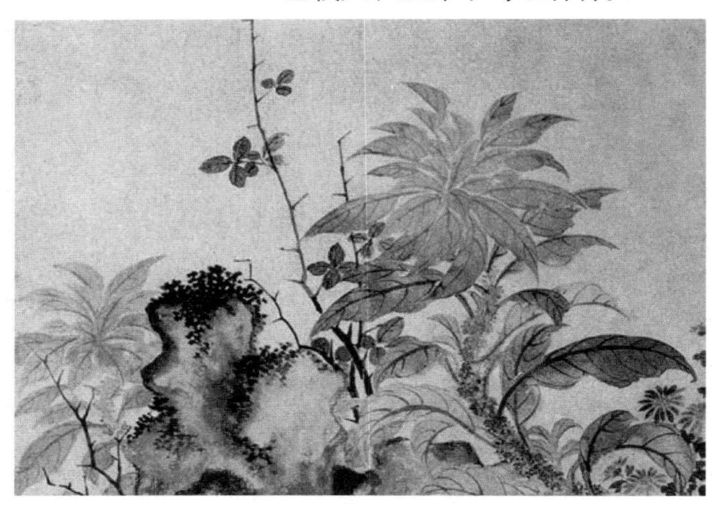

孙思邈还常用猪肚、猪肾、羊肺、羊肾、牛羊脂、乳酪等血肉有情之品，来生精补髓。除药物治疗外，他还特别强调控制饮食和饮食疗法，孙氏还指出消渴病人，常易在大骨节间并发痈疽而死，所以一定要防止痈疽的产生，应当常备痈疽药加以预防治疗。他指出预防的注意点,“所慎者有三,一饮酒,二房室,三咸食及面”。这些论述与现代的观察和介绍完全一致，是非常科学的。

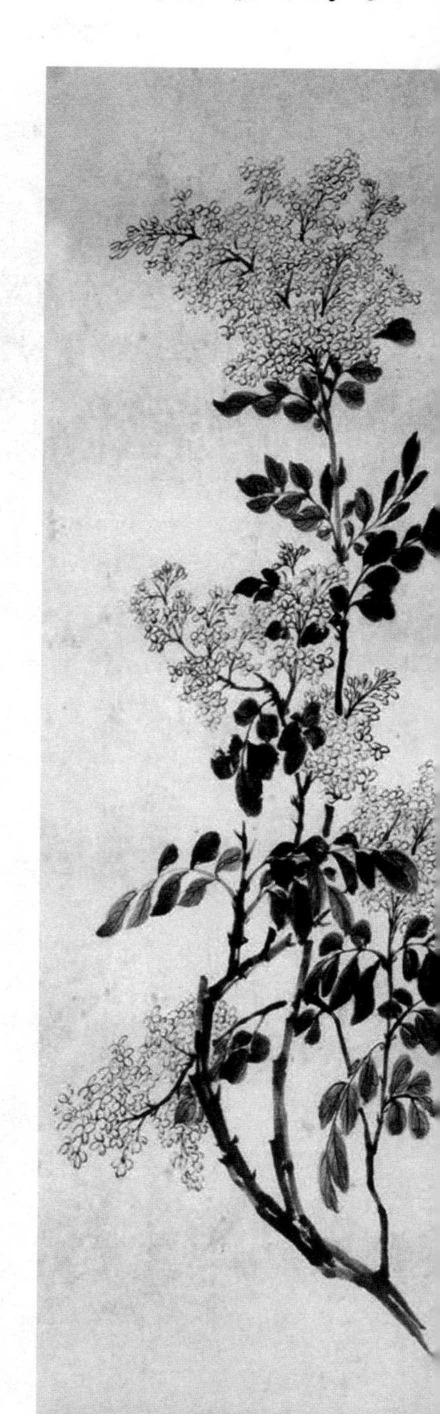

（二）《千金方》对药物学的贡献

孙思邈的故乡是以盛产药材而著名的，他的足迹遍及各大名山，积累了丰富的采药和制药经验。他特别强调，采药必须注重时节。他详细记述了233种药物的采集季节，说明何时采花、采茎、采果，并列举出680种常用和常见的药物，建议人们随时采集，以备不时之需。

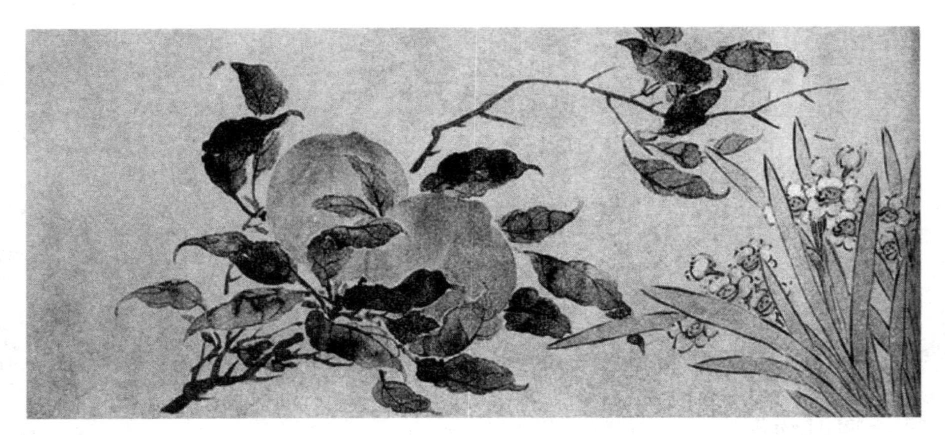

其次，他认为，采药必须弄清产地。故在书中记载了当时133个州所产的519种地道药材，如关内道的雍州出的柏子仁和茯苓、河南道的陕西出的栝楼、河东道的绛州出的防风、河北道的幽州出的人参、山南东道的唐州出的鹿茸、淮南道的扬州出的白芷、江南东道的泉州出的干姜、江南西道的朗州出的牛黄、河西道的凉州出的白附子、岭南道的广州出的决明子等，充分说明了道地药材的价值。

孙思邈很注重药物的炮制。《千金方》中的药物不仅在数量上有了很大增加，而且对质量亦有了更高的要求。他丰富和发展了乌头、附子等有毒药物的炮制理论和方法。如对乌头、附子的炮制，孙思邈指出，此物大毒，炮制的时候,要将它去皮熬黑,这样才能去除毒性,用于临床。另外，他将地黄分为生地黄、熟地黄，记载了熟地黄采用“九蒸九晒”

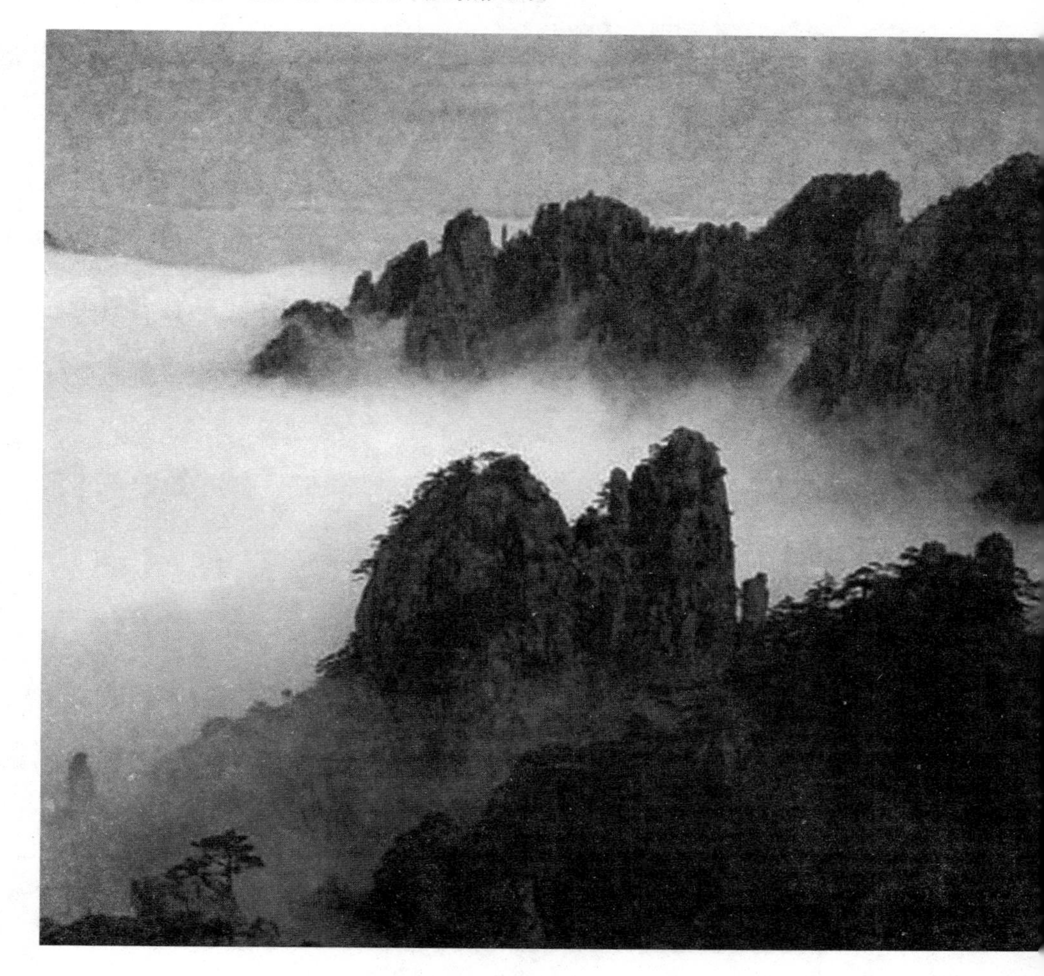

的炮制方法，一直沿用至今。

孙思邈还十分讲究药物的栽培方法，对 20 多种常用药物，从择地、选土、翻地、作畦、下种、灌溉、施肥、移栽、锄草直至收采，无不一一详细记录。可见他对药用植物的栽培，从野生变为家种，作出了巨大贡献。孙氏又是最早提出“药藏”的人，他说：“平时可以贮藏一些药物，以备不时之需。”他对药物的贮藏保管，防潮、防鼠、防霉的措施和所用器具等都详加记述，甚至对大量贮藏药物的库房建筑、药柜的规格都提出了严格的要求。

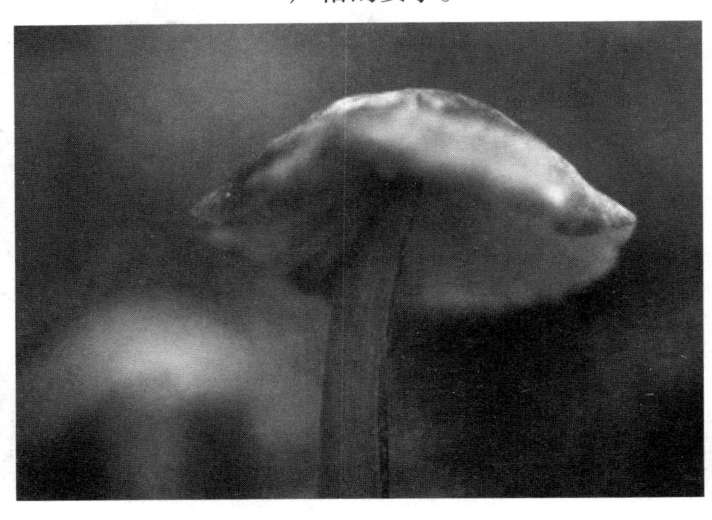

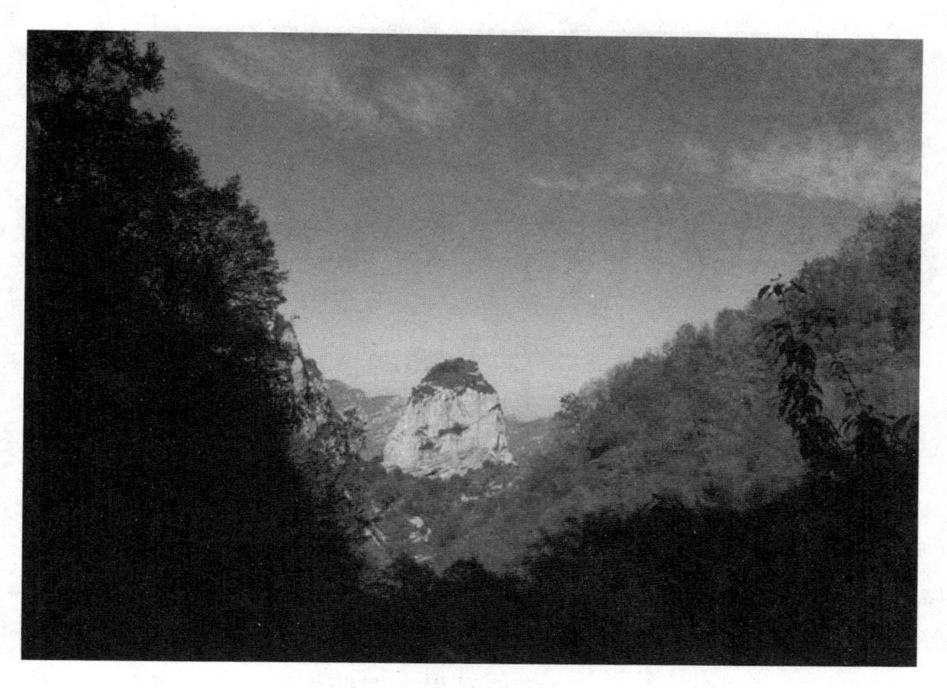

孙思邈十分重视民间用药经验的收集整理。李时珍在《本草纲目》卷26中，曾引录曰："孙真人云……俗言上床萝卜，下床姜，姜能开胃，萝卜消食也。"孙氏用民间流行的歌曲论述生姜、萝卜的药用功效，既生动，又简明。

（三）《千金方》对方剂学的贡献

药物固然能治病，但必须按照一定

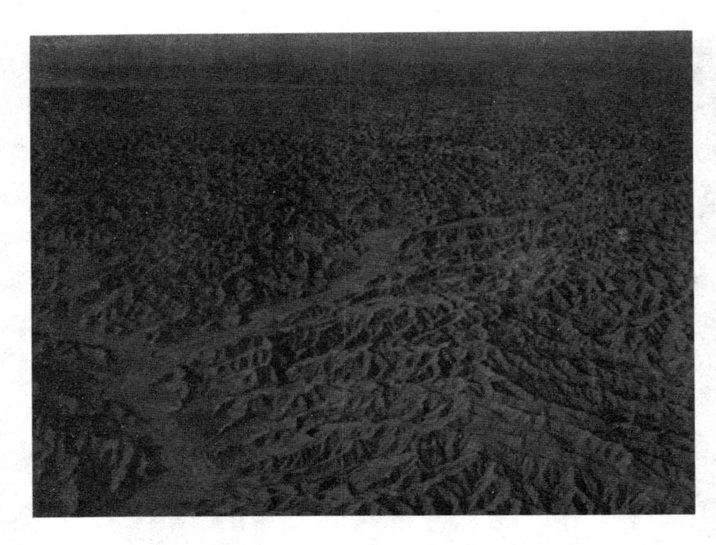

的原则，把药物配伍成一定的方剂，才能更好地发挥治疗作用。

孙思邈对药物学、方剂学研究方面倾注了大量的心血。从药物的采集、炮制到性能认识，从方药的组合配伍到临床治疗，孙思邈无不深思熟虑，在《千金方》中渗透了自己数十年的临症心得。其中《备急千金要方》载方6000多首，而《千金翼方》载方近3000首。

《千金方》中记载的药方有历代医家流传下来的，有民间征集的，有从西域、印度等地输入的，包括了古今中外的医方，所搜集的药方有复方、单方，也有民间草药。如仲景的麻黄汤、桂枝汤、华佗的云母圆方、王乔的健身方、齐州的荣姥方、常山的太守马灌酒等。记载了用白头翁、苦参子、黄连等中草药来治疗痢疾，用常山蜀漆等治疗疟疾，以槟榔治疗绦虫病等。这些药物一直沿用至今，并被现代科学证明为有效的方法。

在《备急千金要方》卷一“序例”中，孙思邈提出药固能治病，但临症处方，必须按照“君臣佐使”的原则，把药物配伍成特定比例的方剂，才能更好地发挥其治疗的效能。并强调医生还要了解药性的相反相畏，强弱好恶，否则，杂凑成方，不但不能愈病，反会加重病情。他主张组方用药要“临事制宜”，强调因症立方；处方应根据病情加以增损，剂量也随病情的轻重而随之进退。他还指出，人有男女老幼之别，天地有南北燥湿之异，因此处方用药，务必要“临事

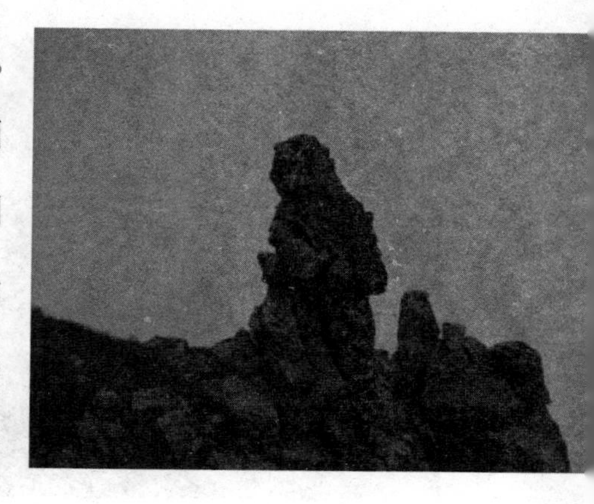

制宜，随病增减”，也就是要随机应变，随病情加减用药。

孙思邈强调，对前人的方剂不要照搬照抄，而要灵活运用，化裁创新。所以他在方剂的应用上就很有建树，如将仲景的真武汤与附子汤合方治疗寒湿痹症，而不限于水气病；治霍乱吐利，他以仲景理中丸为基础，寒甚者加炮附子，以补火暖土；治胃寒呕哕，以仲景小半夏汤为基础，哕甚者加竹茹、橘皮、紫苏、炙甘草，以增其和胃止呕之效；饮邪上逆致呕者，则加茯苓、桂心以增强温化寒饮之功。治妇女胞宫寒冷，气滞血瘀

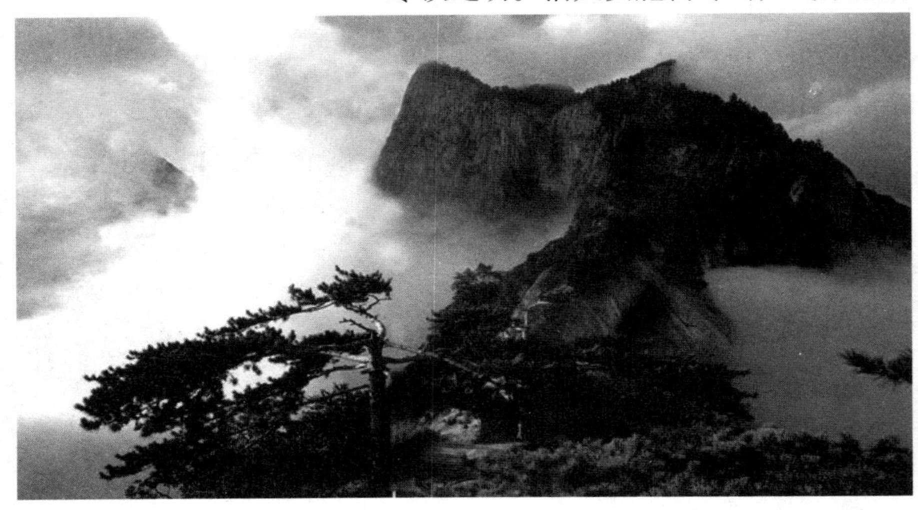

而致月经不调，四肢冷痛，不孕等症所用的荡胞汤，则是仲景桂枝茯苓丸加入炮附子、细辛、大黄、厚朴、橘皮、当归、牛膝、水蛭等药组成，于活血化瘀之中，加入温经理气之法，切中病机。治妇人产后烦闷不解的淡竹茹汤，则是仲景治疗脏躁的甘麦大枣汤加入淡竹茹、麦冬、生姜而成，以增其除烦宁神之功。在孙思邈《千金翼方》卷十五“补益”中的不少配方，多是从仲景理中丸、肾气丸为基础化裁而来。如治胃气不足、心气弱、腹中寒冷绞痛、吐利宿汁所用的胃胀汤，即是仲景理中丸去白术，加橘皮茯苓而成；治诸虚的十味肾气丸，即是仲景肾气丸加芍药、元参而成。

孙思邈不仅善于化裁前人的验方，而且按照方剂的组方原则研制出许多应验的良方，像著名的犀角地黄汤、紫雪、独活寄生汤、小续命汤、苇茎汤、温胆汤、温脾汤、磁朱丸、枕中散、驻车丸等，这些疗效卓著的方剂，至今仍在临床被广泛运用。

孙氏组方的用药有独到之处，《备急千金要方》收载的 6000 多首方剂中，药味多者近百味，少则一味。多的为适应复杂病证，是由数方合成的复方；少的为针对病原的主药，系直捣病巢之单方。有的复方则由针对病原的主药主方和其他随症治疗的方药组合而成，如治疗疟疾之常山、蜀漆为主药，配合其他针对虚、实、寒、热症候的对症药物组方；治疗痢疾以黄连为主药，依据痢的寒、热、虚、实，加上适当方药的配合，这种以特效疗法结合整体疗法的临床治疗，是提高临床疗效的一个重大创造。有的复方是把古方、经验方、单方融为一体，古方的严谨、经验方之灵活、单方的特效兼而取之，如治热毒痢的三黄白头翁汤就是在仲景白头翁汤的基础上，加升麻、犀角解毒，苦参、石榴皮、桑寄生治痢，艾叶、甘草和中止痛。孙氏创造的复方中，还有一个显著特点是上下、表里、寒热、补泻、通涩等药并用之方较多。如驻车丸中，黄连与干姜，寒热并用；温脾汤中，人参、附子、干姜与大黄，寒热并用，攻补兼施；独活寄生汤中，用大量祛风、胜湿、散寒药的同时，以人参、茯苓、当归、芍药、地黄、川芎益气血，杜仲、牛膝补肝肾，攻补兼施。

正是由于孙思邈在药物学、方剂学方面的突出贡献，人们信服他、尊重他，尊称其为“药王”，并把他常去采药的五台山称之为“药王山”。山上建有一座举

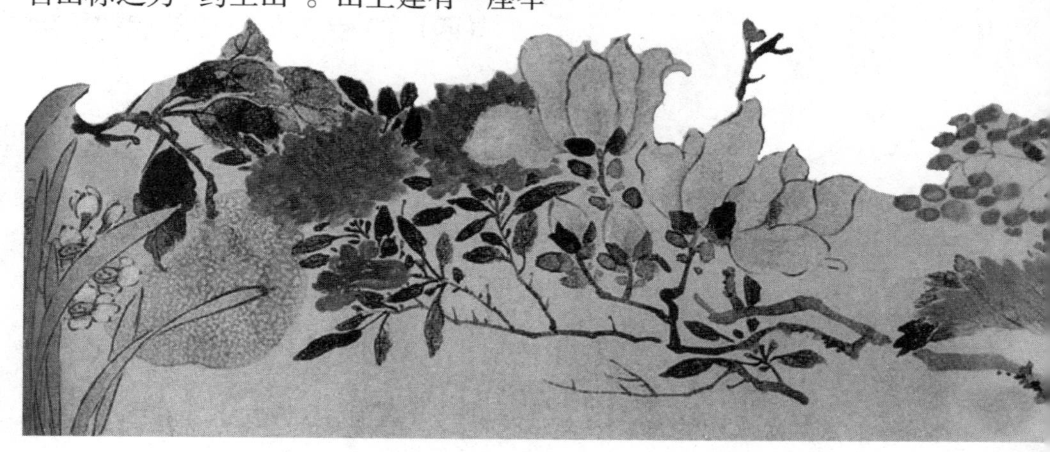

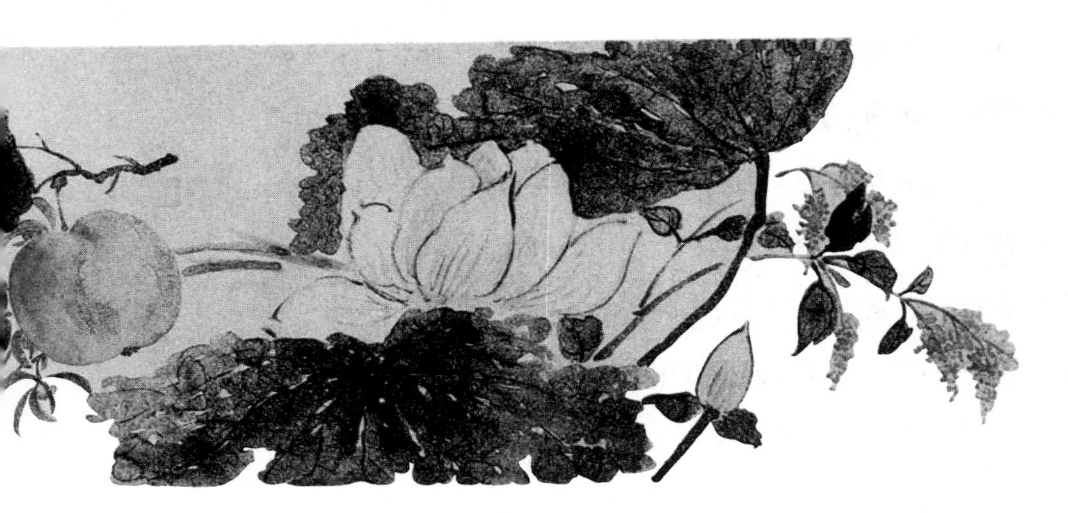

世闻名的“药王庙”，庙中供奉着孙思邈的塑像。千百年来，香火兴盛不衰，一代代善男信女对其虔诚得顶礼膜拜，充分说明了后人对这位伟大医药学家的崇敬和爱戴。

（四）《千金方》对传染病的贡献

孙思邈对传染病的认识、防治及护理，也有较突出的创新。他提出处方用药必须结合水土、气候及患者的体质、性别等；无论男女老幼，必须询问清楚，这样处方用药就不致发生差错。

孙思邈发展了《伤寒论》的学术思想，在承认寒邪致病的同时，又提出“瘟疫者，乃天地变化之异气”及“瘴疠”“温气”“热毒”“毒气”等病因学概念。早在吴又可之前就提出了“疫毒”是传染病的主要病源。他对临床治疗的主张，是“胆欲大而心欲小，智欲圆而行欲方”。

孙思邈认为霍乱病“皆因食饮，非关鬼神”。描述霍乱的主要症状为吐利、头痛、转筋、肢冷等，并忌与米饮。他认为痢疾分为热痢、冷痢、疳湿痢、小儿痢，在分症论治治疗痢疾广泛应用黄连、苦参、白头翁，在治疗痢疾共有58个方中，其中31个方中用到黄连，黄连

的解毒杀菌的药理作用已被现代医学所证实，孙氏自创的治疗痢疾的方剂名为驻车丸，方由黄连、当归、阿胶、干姜组成，有清热和血、滋阴止痢的作用，至今被医者所用。

在用药的同时，孙思邈还善于使用针灸疗法治疗传染病，在“针灸”卷中使用针灸治疗多种传染病如合谷、大椎治疗发热；足三里治疗霍乱；灸脾俞、丹田、关元治疗痢疾等，针灸治疗传染病具有创新性，为后世治疗传染病奠定了基础。另外，孙思邈还介绍了预防传染病的方法，如井水消毒法、空气消毒法和利用雄黄、

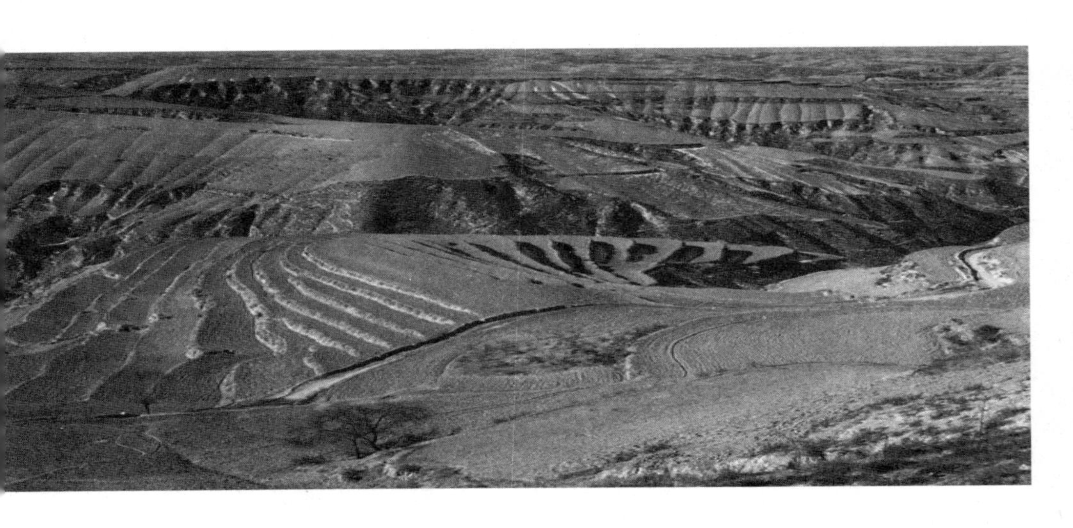

朱砂作消毒用品，预备成药以备仓促急需等。有趣的是，一只蒜头竟可解百毒，成为预防痢疾肠炎的良方。

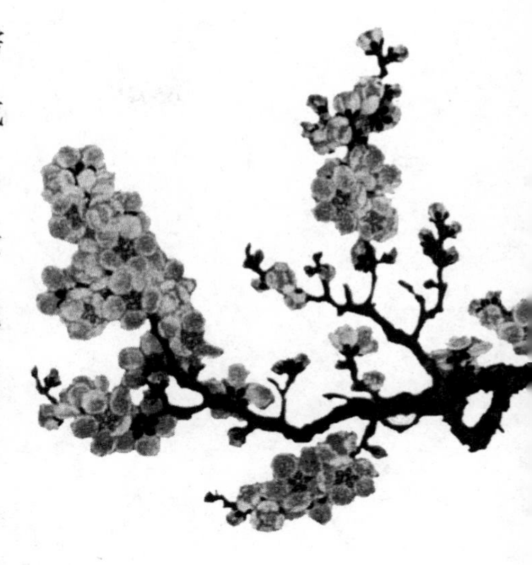

很早以前，大蒜只能作为食用，不可当药用来防病治病。有一天，孙思邈在出诊途中，因天气相当炎热，刚坐在树荫下休息，只见一条毒蛇从老百姓的菜园里钻出来，并一下扑入路边的水井里。不大一会儿，从前边路上走来一个挑夫，挑着一担重重的货物，额头上的汗水如雨点一样，直往地上掉，背上的衣服也被汗水浸湿了，面颊通红，边走边喘着粗气，走过井边时，他看到清凉的井水，急忙放下肩上的担子，朝水井边走去。

孙思邈见他要去饮井水，忙站起身来摇摇手说："那井水饮不得,水中有毒！"挑夫转过头来，把孙思邈从头到脚打量一番，见他穿着破旧，其貌不扬，像个叫花子似的，便没有理他，三步并作两步走到井边，用手捧起井水喝。孙思邈怕挑夫喝了有毒的井水而发生瘟疫，影响赶路，立刻走进菜园里，拨了一只大蒜头，走过去对挑夫说："吃了这个蒜头吧，蒜头可解百毒！"

挑夫见孙思邈如此关心他，只好接过大蒜头削去蒜皮儿，将蒜瓣放进自己嘴里嚼食。说也奇怪，这个挑夫不仅没有因饮了有毒的井水而发生中毒，且在整个夏天，也没有发生过一次腹痛、腹泻的疾病。他心里暗自想着途中遇上的那个人，肯定不是一般人，说的话才会那么有准。从那以后，大蒜就被用来防止痢疾、肠炎、霍乱等一类瘟疫，得到

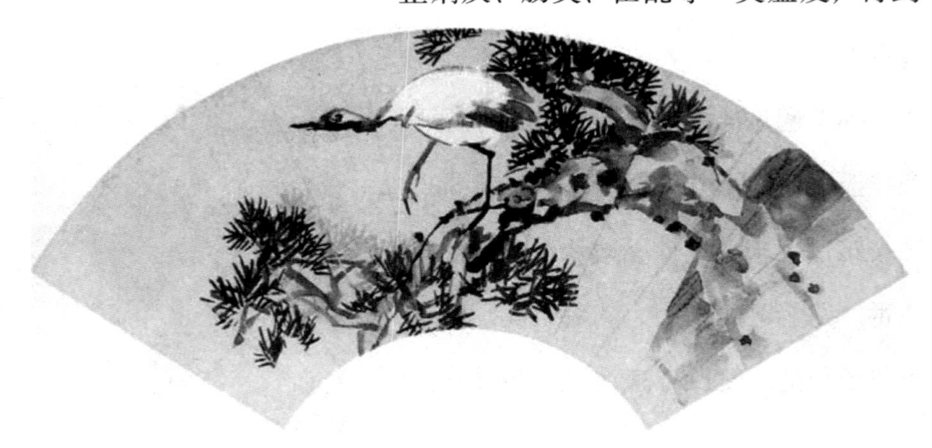

大家的信赖；直到今天，民间仍流传着“夏秋季节常吃蒜，肠炎痢疾不易犯”的谚语。

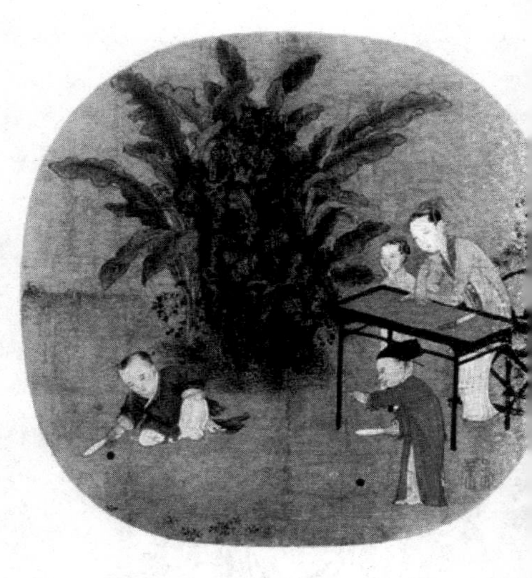

（五）《千金方》对妇、儿科的贡献

在封建社会，为妇产、小儿独立设科而刻苦钻研、贡献终身精力的，要首推孙思邈。

孙思邈在《千金要方》开卷之首，先列“妇人”“小儿”，单独成卷。他认为：“如果没有小儿，就不会有大人，从小到大，这是自然规律。”而妇女妊娠胎产，担负着养育后代的重任。鉴于妇女有胎、产、经、带、前阴、乳疾等特殊病症，他认为：“妇人之病，比之男子十倍难疗。”由于妇女与小儿生理上的特点，不同于男性和成人，因此在治疗上必须设置专科。这是祖国医学上的巨大进步，这一创举为妇、儿科成为专科奠定了基础。

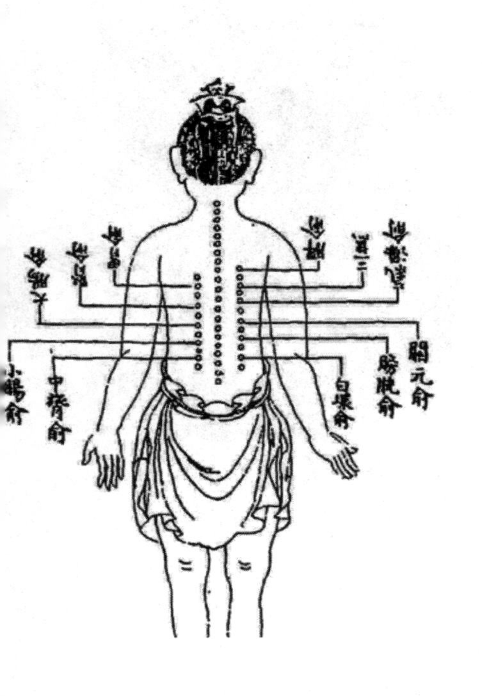

孙思邈从心理学的角度描述了妇人疾病与情志有密切的关系，还精辟地论述了妇女整个产程不同阶段应注意的事项，还介绍了“逐月养胎方”和胎教及其营养与禁忌，指出了产前、临产、产后的调护和疾病预防，并主张妇女在怀孕期间要节制嗜欲，调养性情，避免受惊。临产时不要忙乱紧张，接生者及旁人须保持镇静，不能显示出惊恐或面露忧容，否则会引致难产的发生，切忌只关心生男生女。这充分体现了孙思邈为保证生命的降临、母婴平安而考虑得是何等周全。孙思邈认为产后失慎，是导致多种疾病的原因，甚至使病情重笃，因此，产后护理、调养极为重要。

孙思邈还说：“凡人无子，当为夫妻俱有五劳七伤、虚羸百疾所致。”指出夫妻双方的体质与疾病，皆可成为不育（孕）症的原因，这在一千多年以前夫权思想极为严重的封建社会，有如此科学认识，是难能可贵的。古时总是把不孕不育归咎于妇女，导致很多妇女命运悲惨，孙思邈一说无疑是为古代妇女平了一大冤案。

孙思邈对治产难方、去胎方、逆生方、催乳方、产后虚乏、产后虚损、产后恶露等方药和针刺、按摩方法治疗，均有详细的阐述。在临床实践中，孙思邈的妇科医疗技术也十分高明，民间广泛流传着他治活妇女并让她顺利产下婴儿的故事。还有一个妇女，患眼痛病，许多医生只着眼于眼痛，有的用寒药，有的用补药,都不见效。孙思邈询问了病史，给患者把过脉以后，发现肝脉弦滑，是因为年壮血盛，肝血不通。就问这妇女月经怎么样。一问才知，该妇女已经三个月没来月经了。于是孙思邈就用通经药为她治疗，果然，月经一来，眼痛病也就好了。

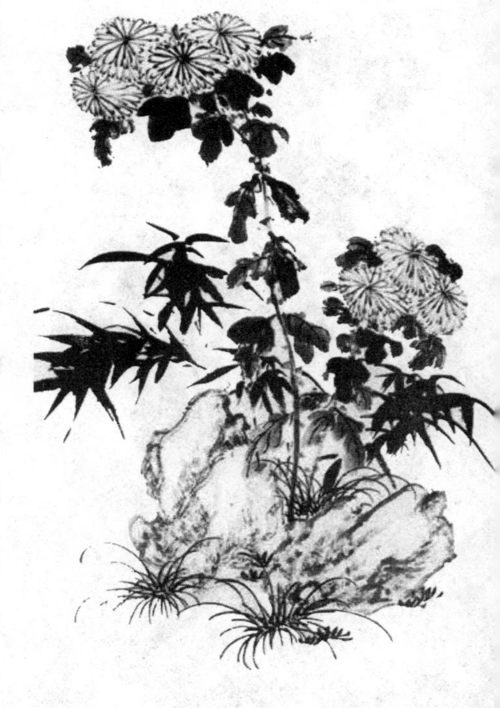

孙思邈对儿科也有很大的贡献。他总结了 7 世纪以前的儿科知识，在他的

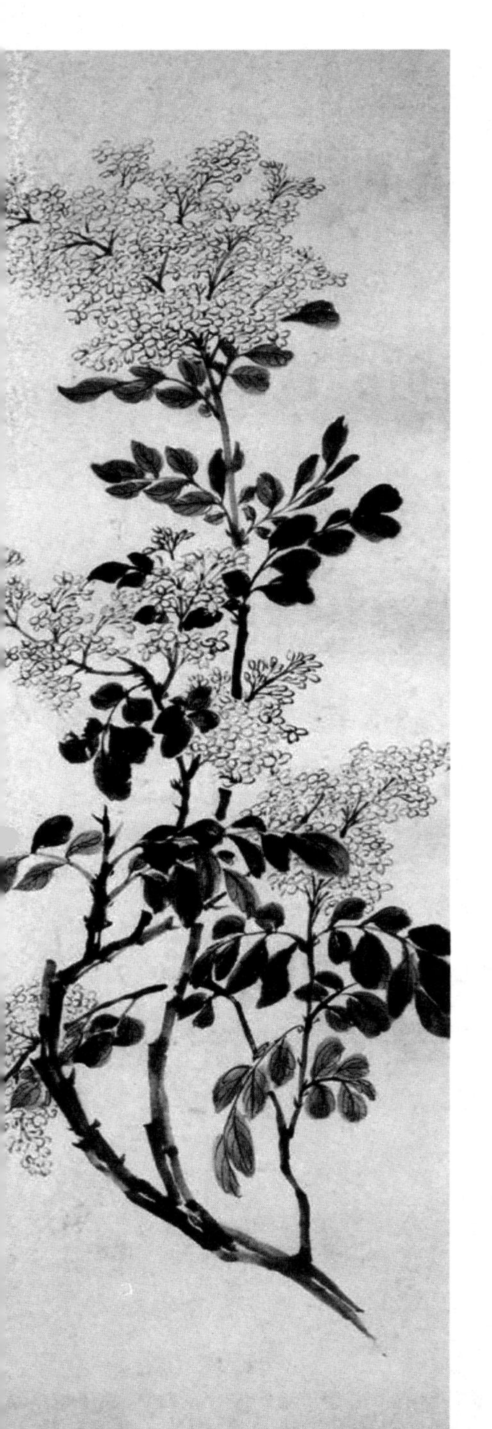

《千金方》中载儿科用方 322 首。孙思邈认为延续人类生命，应以培育幼苗为主。他非常珍视婴幼儿的健康成长，从小儿始生，按其生理特点出发，一一论述了新生儿的护理、哺乳、保健、疾病及其外界接触、洗澡、穿衣等等。婴儿出世后，要立即擦去小儿口中的污物，防止窒息等等。他对小儿的发育也作了非常的观察和记载。比如小儿牙齿的生长，什么时候能翻身，爬行，站立和走路等，都和现代研究相当接近。

更为可贵的是，孙思邈还主张小儿衣着要软，不宜过厚，应该常晒太阳，呼吸新鲜空气。他对乳母的条件、哺乳时间、次数、乳量及哺乳卫生常识和小儿护理的方法，也都作有正确详细的记载。这些道理是符合当今婴幼儿疾病预防与诊治的独特创见。孙思邈还把小儿分为初生、惊痫、客忤、伤寒、咳嗽、癖结、胀满、痈疽、瘰疬、杂病等九门，是我国医学史

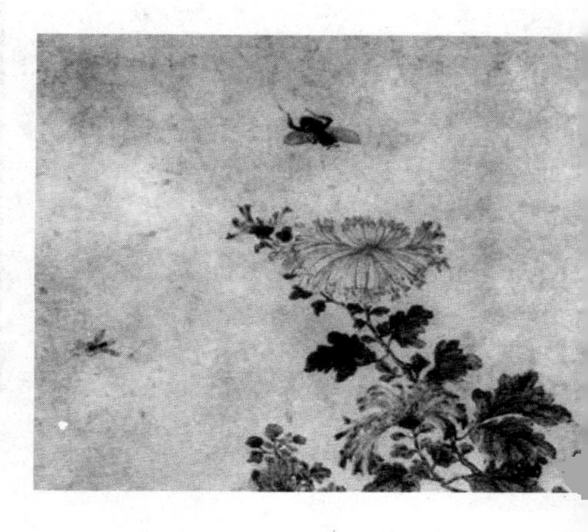

上最早的儿科专著，具有一定的科学性，对临床实践有一定的指导作用。

由于孙思邈创造性地继承了前人在妇产科和小儿科方面的成果，不仅推动了后世医家对妇科和儿科的继续研究，也给妇产科和小儿科的独立和专门著作的出现打下了良好的基础。

（六）《千金方》中的急救治疗技术

孙思邈在《千金方》中记载了急救方法有竹筒人工呼吸法，针灸间使、人中等穴位，灸手十指爪下法，通关取嚏法、灌肠法等，对猝死病人救治的针灸法达10首，治法77种，方药45首。

孙思邈大胆创造，采用葱管配合猪胆汁，这种食物疗法，治愈不少闭结病，在当时被认为是一种神术，是凡人难以做到的事情。据传说，有一天，孙思邈

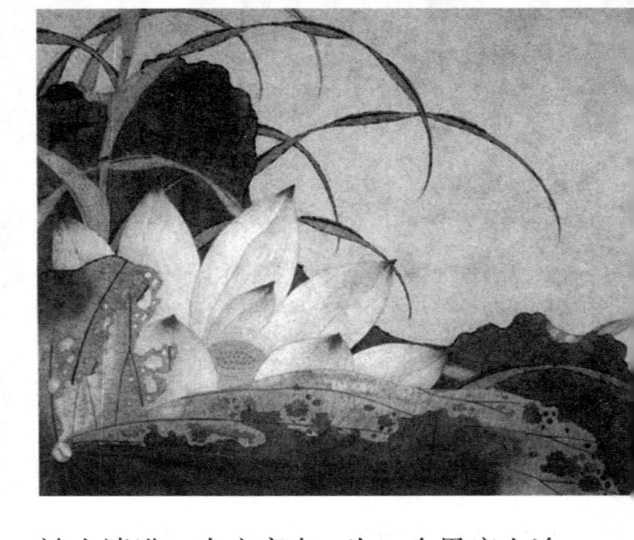

被人请进一农户家中，为一个男病人治病。见患者在室内走来走去，辗转不安。孙思邈为这个男病人一切脉，发现脉紧数，察面色青紫，验腹部见下腹膨隆，扪之实硬而微痛，一问病史，半天都未小便了。他认定是闭结症，忙取出金针，选好穴位，进行针制治疗，但治疗结果只滴了几滴尿液，仍无济于事。为了解除病人痛苦，他嘱咐家人找来了猪苦胆一个，大葱一根。然后挑了一支小葱管，从患者的尿道口插入，尿液从葱管内刷刷地流了出来，不大一会儿，患者小腹就不痛了；接着孙思邈又将备好的猪胆汁，从葱管内滴了进去，这样就彻底解除了这个男病人的痛苦。患者家人要以重金酬谢孙思邈，被他拒绝了，只收了很少的钱。患者一家人深受感动，逢人就夸孙郎中医术好，无私救济百姓。

（七）《千金方》对五官科与美容方面的贡献

孙思邈在美容面药和皮肤保护方面的记载，内容极为丰富。正如孙思邈说："西脂手膏，衣香澡豆，仕人贵族，皆是所要。然今之医门极为秘惜，不许子弟泄漏一法，至于父子之间亦不传示。然圣人立法，欲使家家悉解，人人自知，岂使愚于天下，令至道不行，拥蔽圣人之意，甚可怪也。"故他德高行良，处方

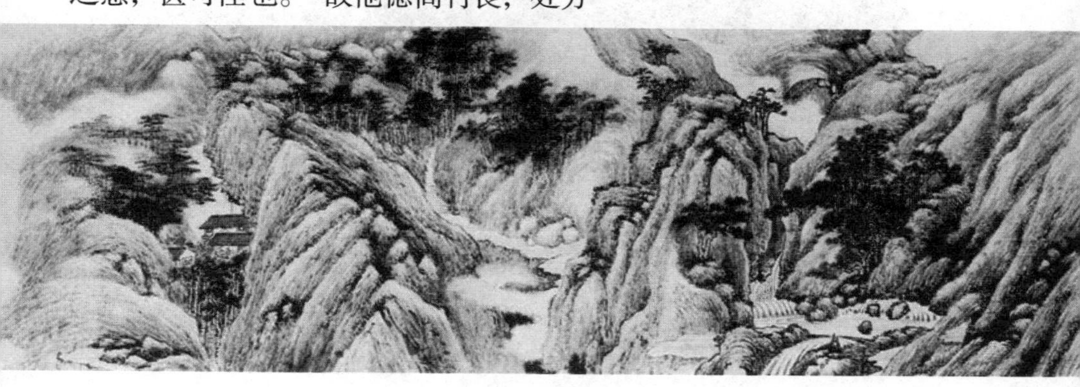

法制，著之于书，布行天下，是开创我国唐代以后美容护肤新风的第一人。

孙思邈将“面药”在《千金方》中列专章专节，有论有方，条分缕析，载述之详，处方之多，均为唐以前医籍典书所未见。所谓美容面药，就是具有悦泽人面，使人白净，去皱防皲，滋养肌肤的作用，并可祛除面部黑斑、雀斑和治疗粉刺、面疱、各种癣症等皮肤病的方剂与药物。他的“面药”在遣药立方上将祖国医学理论灵活运用于美容的研

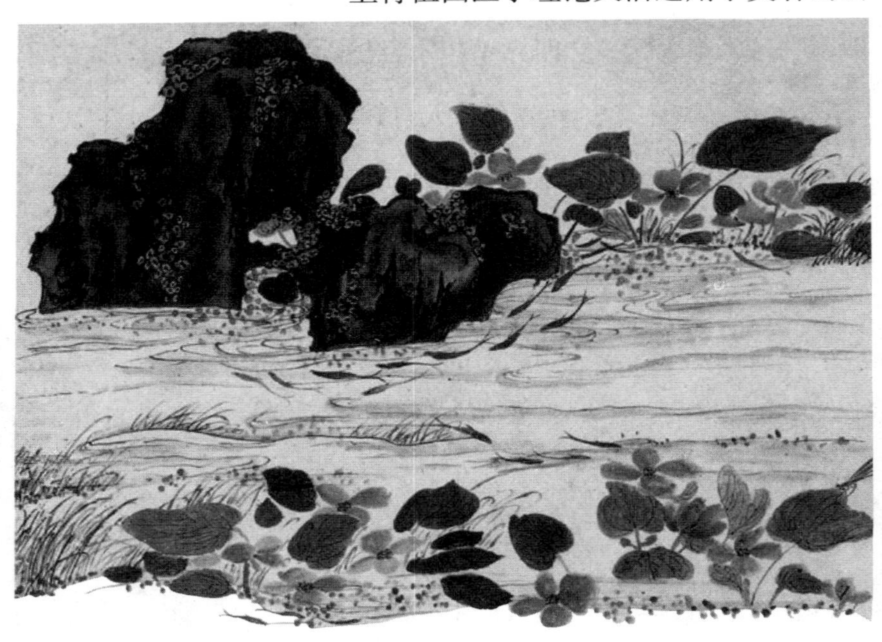

究和皮肤诸病的防治。

孙思邈对于美容方药的使用，不仅具有科学性，而且经过千百年来历史的考验，也得到了现代科学实验的证实，对后世的美容类方剂著作影响很大。例如：御医为慈禧、光绪开的两个“令发易长方”，分别用“东行枣根”及“桑叶、麻叶”，这两方均见于《千金要方》卷十三。慈禧太后所用的“加味香肥皂”和“沤子方”的美容剂与“加减玉容散”等方，所用麝香、白僵蚕、丁香、檀香、零陵香、白芷、茯苓、细辛、白附子等，均属《千金方》美容剂常用或较常用药物。例如：“猎胰”为孙思邈常用的面药之一，过去广大群众普遍使用。现代科学已证明，猪的胰脏含有多种消化酶，可分解脂肪和蛋白质，故可去垢除污，并且由于酶的作用，可使皮肤滋润，防皱防老，对美容大有裨益。

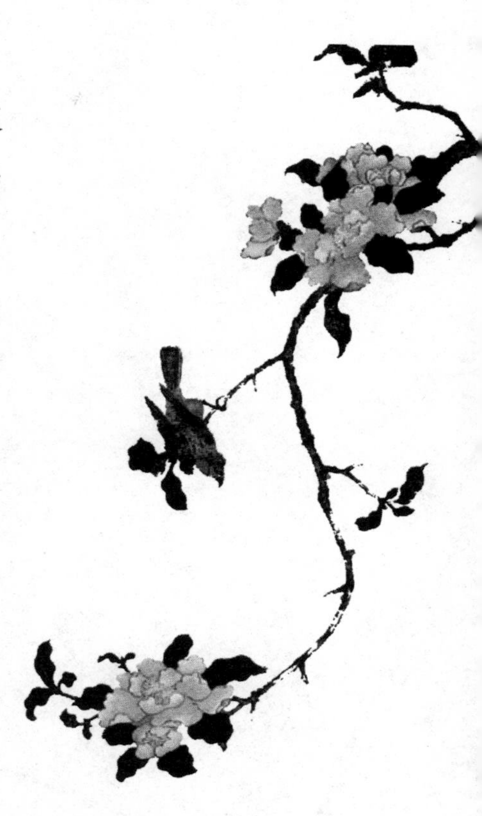

孙思邈美容面药和皮肤保护在《千

金要方》卷六《七窍病·面药第九》列方81首;《千金翼方》卷五《妇人·面药第五》列方39首；又于《千金翼方》卷一《药录纂要·用药处方第四》“悦人面”列药名9种，总计除其重要者外，共105首。其中用来润泽面容的有面脂、面膏、面药、藻豆等，用来防治疾病美容的有生疮、香身、防腋臭、生发、白发变黑等治疗方法。例如钟乳泽兰丸可以满足妇人欲求美色不老的愿望，并指出该药服用“年至七十，与少不殊”，这些防老方和面药多是价值

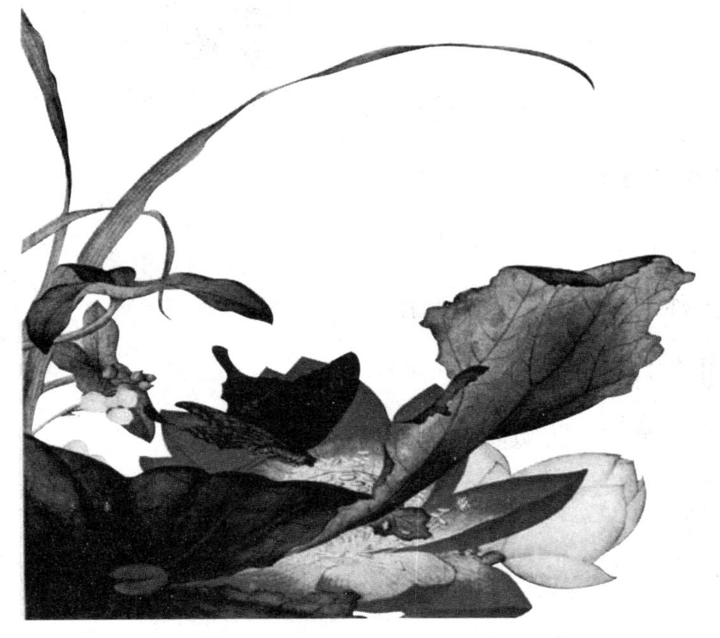

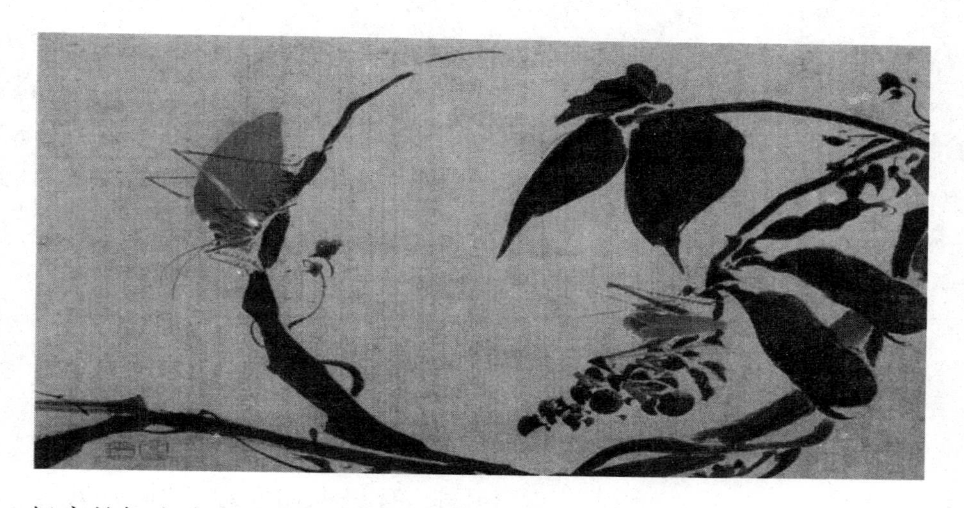

极高的妇女防老美容的方药。对后世美容护肤的发展起到了重要的推动作用。

（八）《千金方》对针灸学的贡献

在深入钻研祖国医学中，孙思邈感到前代针灸混乱，因此他不得不重新整理。孙思邈认为，取准穴位是针灸治疗的重要环节。于是他遍查古代针灸图经，反复考证，最后以甄权所撰《针灸钞》(快)为蓝本，并结合自己的临床经验，绘制了按部位分经的彩色《明堂经图》三幅，“其十二经脉，五色作之，奇经八脉，以绿色作之，仰人二百八十二穴，背人一百九十四穴，侧人一百七十四穴，穴名共三百四十九单穴”。可惜的是，这三幅彩色明堂图已经失传了。但他在《千金要方》卷 29 中记述了这三幅图的详细内容，成为我国针灸著作中用彩色绘图的创始人。

另外，孙思邈还发现了“阿是穴”。据说，孙思邈是在为病人针治疾病过程中发现“阿是穴”的。

有一天，一位患腿痛的病人来求医，孙思邈先给病人服了药，接着扎针，

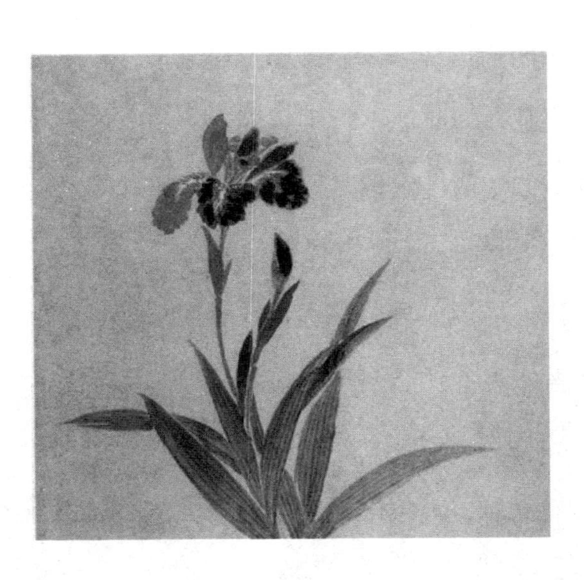

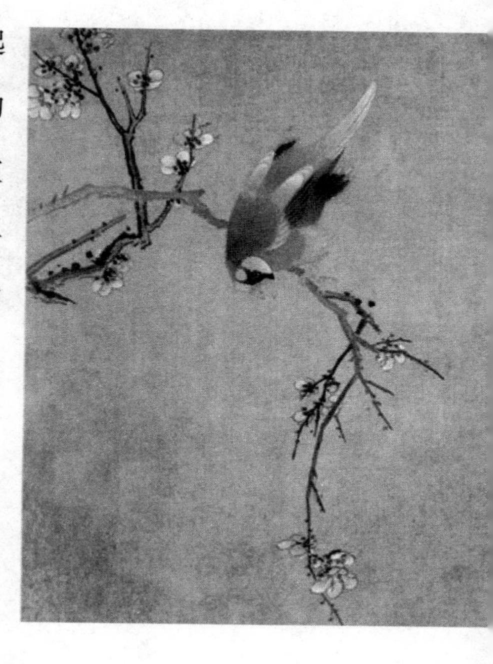

但疼痛并没有被止住。病人的痛苦激起了孙思邈的责任感，他想：除了原有的三百六十五个穴位之外，再没有别的穴位了吗？于是，他细心地寻找新穴位，一边用大拇指轻轻地按压，一边问病人痛不痛。他按了许多部位，病人一直摇头。他继续耐心地按下去，突然病人发出了“啊，是”的呼声。孙思邈就照准该部位进行针灸，终于治好了患者的疾病。由于按压疼痛点，找准穴位时，病人发出了“啊，是”的呼声，便把这个治疗效果较明显的新穴位命名为“阿是穴”。以后把这些承受痛点所在而定的穴位，就都叫做“阿是穴”。孙思邈在《千金要方》中以穴立条目的计 932 条，其中就有配合灸法的。在《千金翼方》卷 26 中，以症立条目的计 703 条，其中用灸法 621 条。孙氏对灸法有独到见解，不仅对寒证应用灸法，对热证也适当施灸。他还用灸法预防疾病，此外，《千金翼方》卷 10

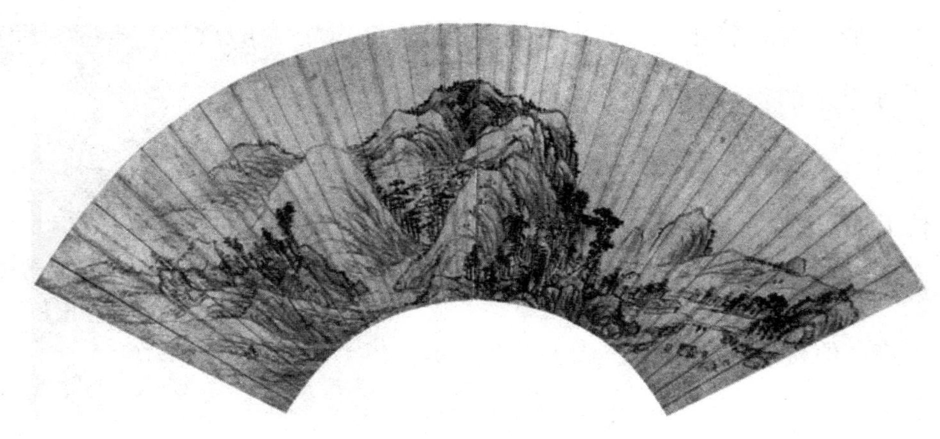

记载的灸膏肓、足三里治疗疑难病等，都是很有价值的创见。

孙思邈在医疗实践中强调针灸处方也须辨症施治，他认为，有的疾病须针刺几十个穴位才可以治愈，而有很多病针刺一个穴位，就能得到很好的疗效，在临床应用时，一定要仔细辩症，斟酌施针。

特别值得提出的是，孙思邈在治病过程中，非常重视针灸并用、针药并用，借以提高疗效。他认为，会用针而不会用灸，用灸而不知用针，都不是好医生；会针灸而不会用药，会用药而不会针灸的，就更不是好医生。所以在他的治疗活动中，根据病情的需要而较广泛地应用了针、灸结合，针、药结合的办法。孙思邈提倡的这种办法之所以宝贵，不仅是因为它提高了疗效，还在于它丰富了综合治疗的先进经验。

（九）《千金方》对营养病学的贡献

孙思邈在《千金要方》中曾专门记载过食治法，并且强调使用药物治病并不是最理想的，如果适当的采用食治法，既能愈病又不伤正气，是一种值得推行的好方法。

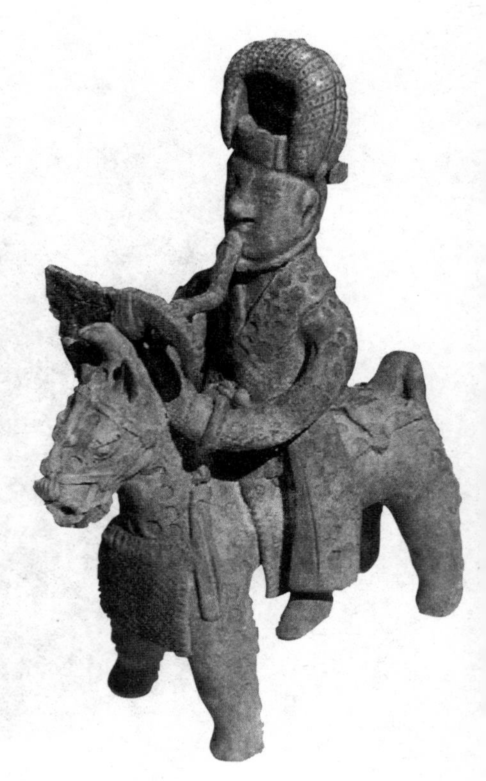

孙思邈一生中，大多数时间生活在山区，而山区人民的生活比较贫穷，所以营养不良和营养缺乏病比较常见。由于他关心群众的疾苦，在这一方面对很多疾病都取得了重大的成就。

维生素 A 的缺乏，可使人患夜盲症，这是现代人都知道的，但远在唐代的孙思邈并不知道这回事。他只是根据补肝明目的理论，首创应用含有大量维生素A的动物肝脏，如羊肝、牛肝等来治疗这种疾病。那时，山区的老百姓中，有的人白天视力正常，一到了晚上，就什么也看不见了，感到奇怪，便找到孙思邈诊治。孙思邈经调查发现，患这种病的都是穷苦人家，他看到穷苦百姓劳苦终日，得

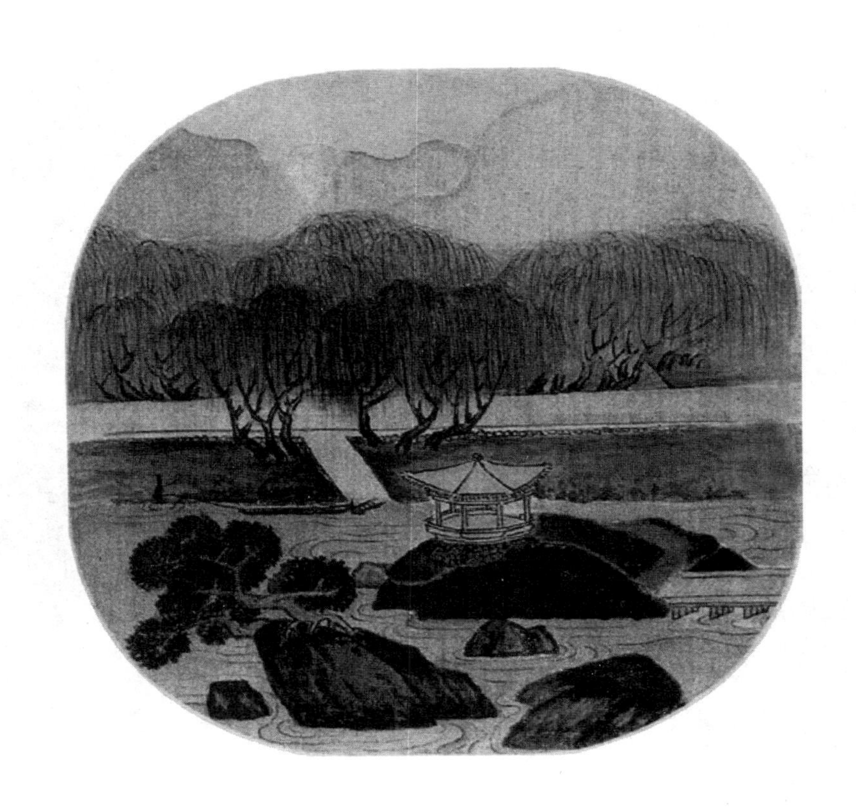

不到温饱，更缺乏营养食品。他想到医书中有“肝开窍于目”的说法，又想到五台山区的飞禽和野羊、野猪很多，便让夜盲症病人吃捕获动物的肝脏。病人吃上一段时间，夜盲症便慢慢地好转了。

世界上第一个眼科疾病夜盲症的发现者是孙思邈，找到治疗方法的还是孙思邈。这在世界医学史上是一个重大发现和突破。

另外，孙思邈所记载的瘿病就是现在所说的甲状腺肿大，它是由于饮食长期缺乏碘质所致的。孙思邈常年隐居山区，钻研医学，为山区人民解除疾病的痛苦，他发现久住山区的人很容易得大脖子病，脖子前面长出一个大瘤子来。孙思邈想:人们常说，吃心补心，吃肝补肝。能不能用羊靥治疗大脖子病呢？他试治了几个病人，果然都治好了。对于因碘质出现甲状腺肿大的病人，他不仅选用含碘量较高的海藻、昆布等药物进行治

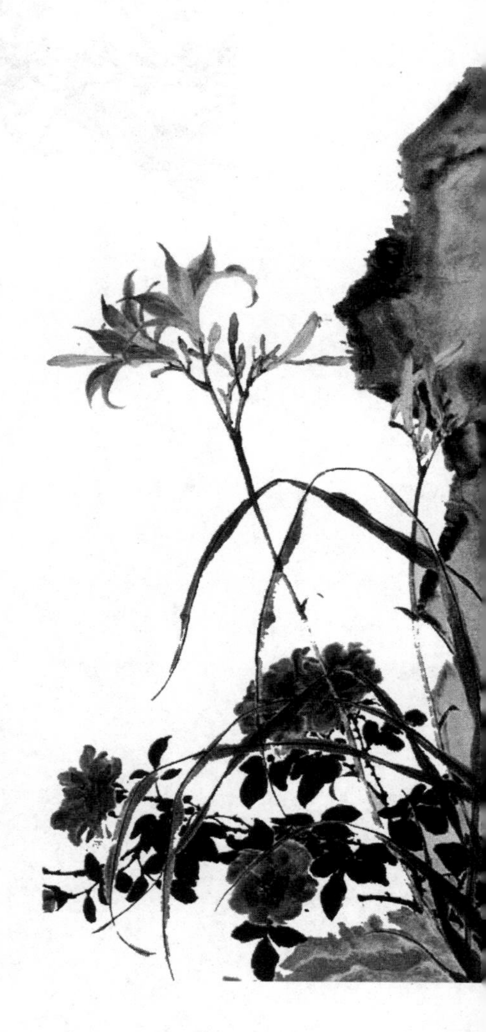

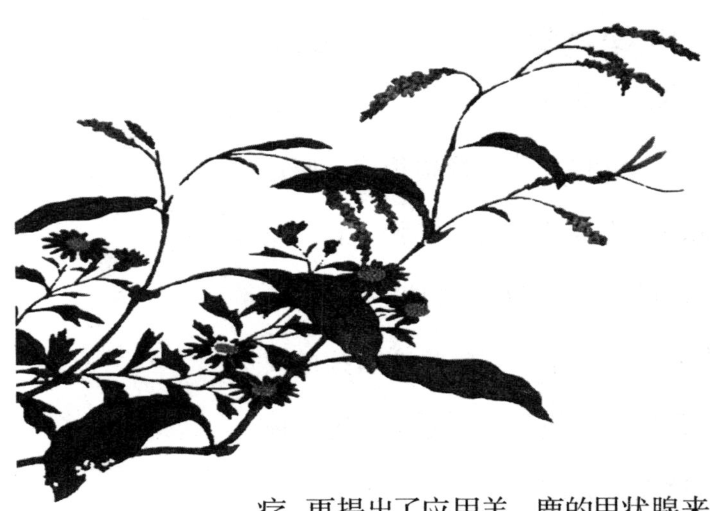

疗，更提出了应用羊、鹿的甲状腺来治疗，现在知道，在这些动物的甲状腺内都含有丰富的碘质，这对缺碘性甲状腺肿大的病人无疑是有疗效的。

尤足称道的是，孙思邈还提出了脚气病的预防和治疗方法。除了应用防风、蜀椒、吴茱萸等药物来治疗脚气病之外，还主张把楮椿皮煎成汤，再以这种汤煮粥，经常食用，来预防脚气病的发生。在当地有几家富人找他看病，他看到病人身上发肿，肌肉疼痛，浑身没劲，孙思邈诊断为脚气病。他想："为什么穷人得的是夜盲症，富人得的是脚气病呢？

这很可能也和饮食有关系。”他比较了穷人和富人的饮食，富人多吃精米白面，鱼虾蛋肉，而穷人多吃五谷杂粮，他仔细一分析，粗粮内夹杂着不少米糠麸子，精米白面把这类东西全去掉了。他估计：脚气病很可能是缺少米糠和麸子这些物质引起的。于是他试着用米糠和麦麸来治疗脚气病，果然很灵验，不到半年，周围几家富人的脚气病都陆续治好了。后来，他还发现用杏仁、吴茱萸等几味中药也能治好脚气病。

现代医学已经使我们了解到脚气病就是人体内缺少维生素 B1 所引起的，而孙思邈所用的这些药物及楮椿皮内均含有大量的维生素 B1。孙思邈对这种病的认识以及所提出的正确的治疗、预防方法，比 1642 年在欧洲第一次论述脚气病，早了整整十个世纪，这不能不使全世界为之叹服。

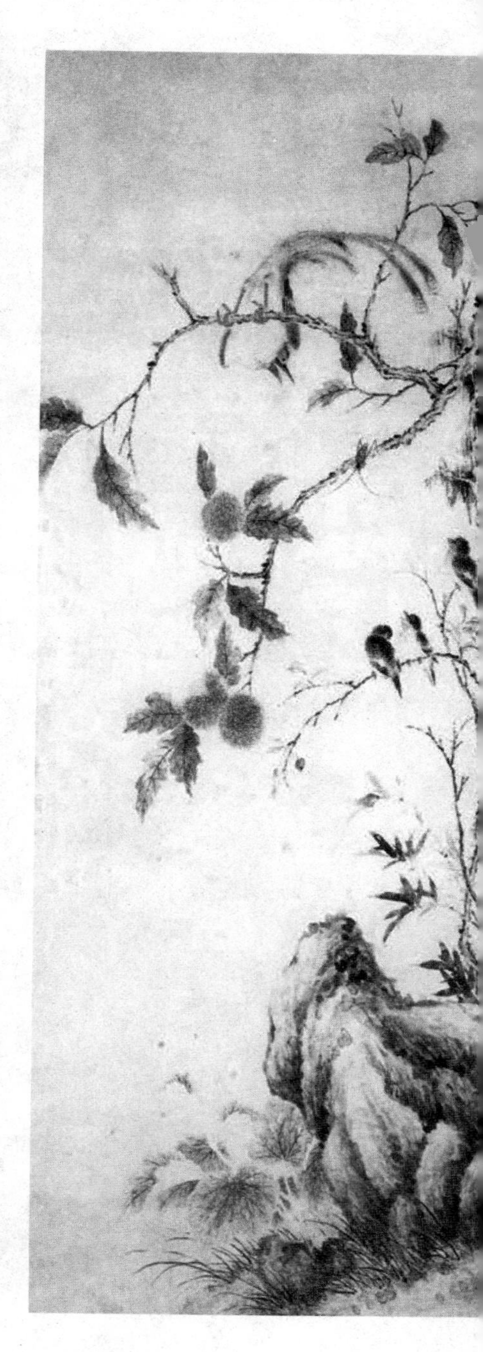

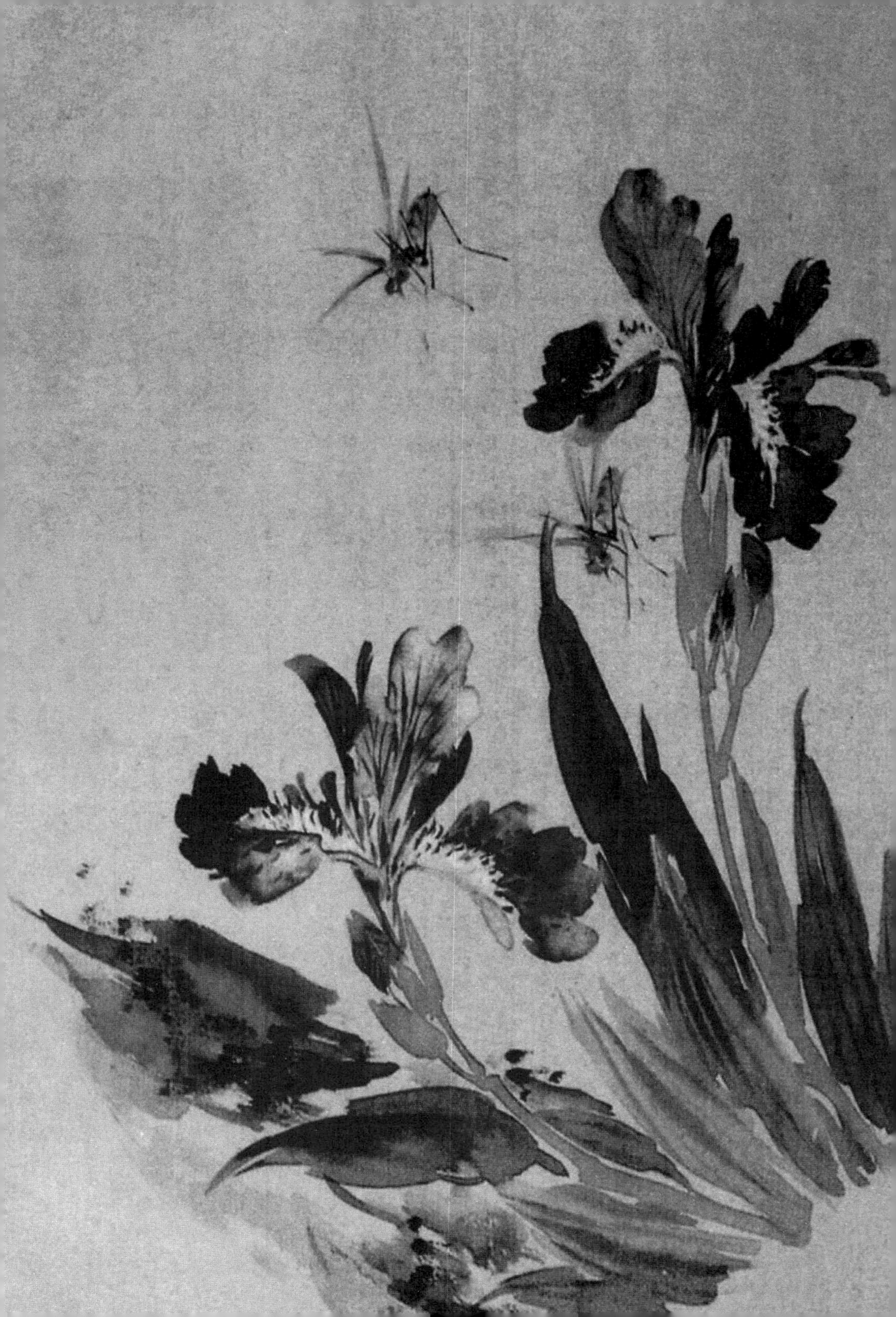

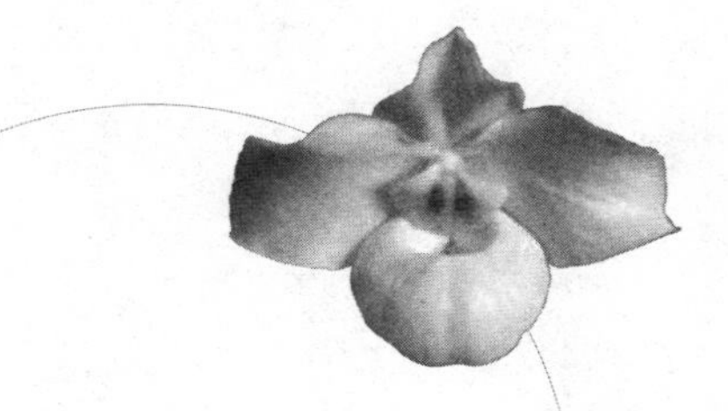

四、《千金方》的养生方法

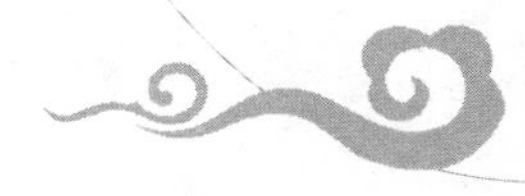

（一）孙思邈《千金方》中的养生观

《千金方》在食疗、养生、防老方面作出了巨大贡献。孙思邈能寿逾百岁高龄，就是他在积极倡导这些方面的理论与其自身实践相结合的效果。孙思邈的辉煌成就，使他生前就受到了人们的崇敬，人称“药王”“真人”“药圣”，隋唐两代都很器重他，知名人士亦多对他以礼事之。孙思邈活到101岁仙逝，在那个动荡的年代，孙思邈的长寿显然是和他高超的医术和独到的养生知识分不开的。

孙思邈认为，重视公共卫生和个人卫生，可以防止疾病，促进健康。他曾介绍用苍术、白芷、丹砂等来消毒的方法，以防止疾病的传染。他主张肉食一定要煮烂再吃。不要吃生菜、生米及陈臭物。

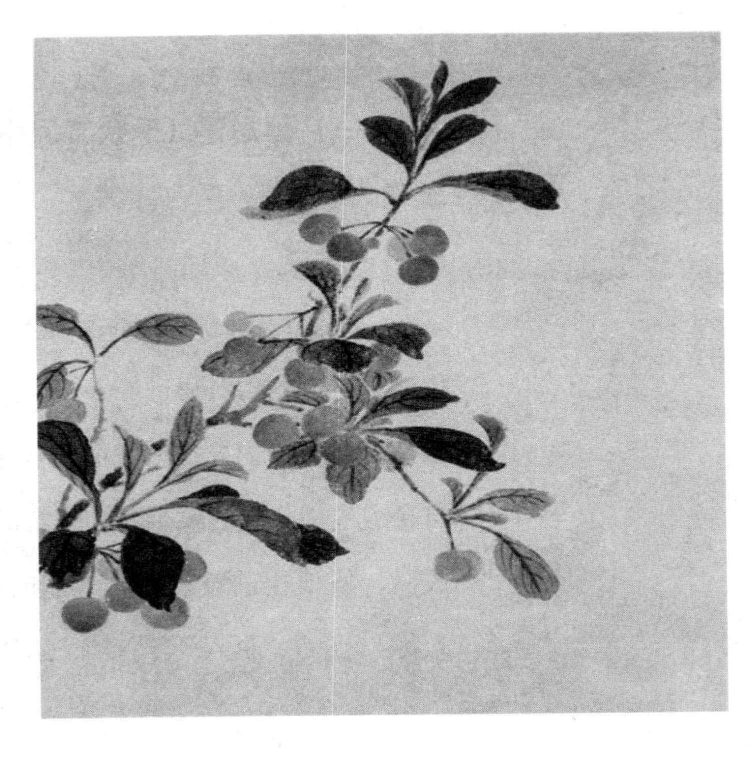

他提倡注意饮食洁净和饮食节制。为了防止口腔牙齿疾病，他提出饭后一定要漱口，这样会使牙齿坚固和防止口臭。

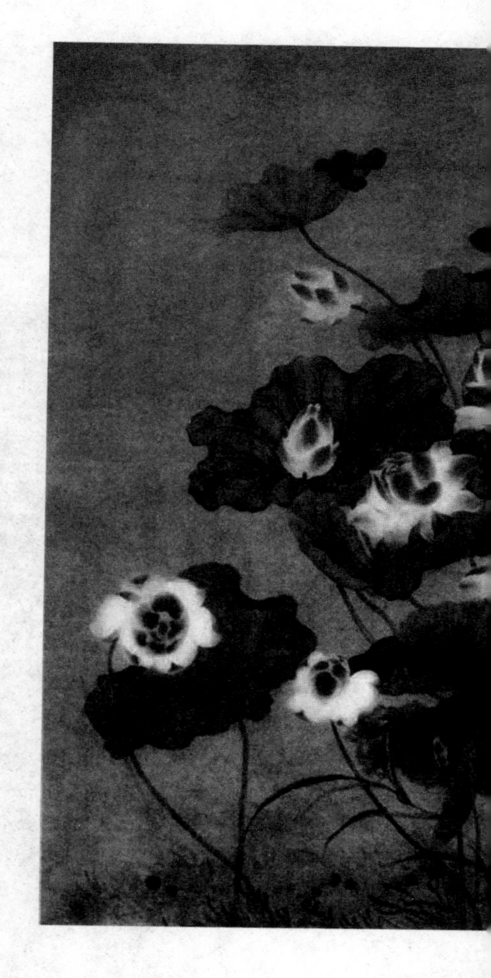

孙思邈的养生特点，正如他所说：虽然常吃有营养的东西但不懂得养生的道理，也是很难长寿的。养生的道理，就是要经常活动，但不要超过限度，活动能帮助食物消化，使血脉流通，这样就不易发生疾病，这和门的转轴不容易朽蛀是一个道理。

孙思邈称“养生”为“养性”，非常重视“养性”之术，所以他能享逾百年之寿，成为我国历史上著名的医学界名寿星。在保健延寿方面，他积累了丰富的经验，并把它写入《千金要方》的“养性”“食治”“退居”诸卷之中。孙氏提出的养生防老要点有：

1. 节欲保精，修养精神：精、气、神是人身三宝，是祛病延年的内在因素。孙思邈将人比喻为一盏灯，精、气、神喻为灯中之油膏，生命活动如同灯火之炷光。如果灯芯用“火炷”，则油耗灯熄较快，人的寿命就短；如果灯芯用“小炷”，则油耗灯熄较慢，人的寿命自然延

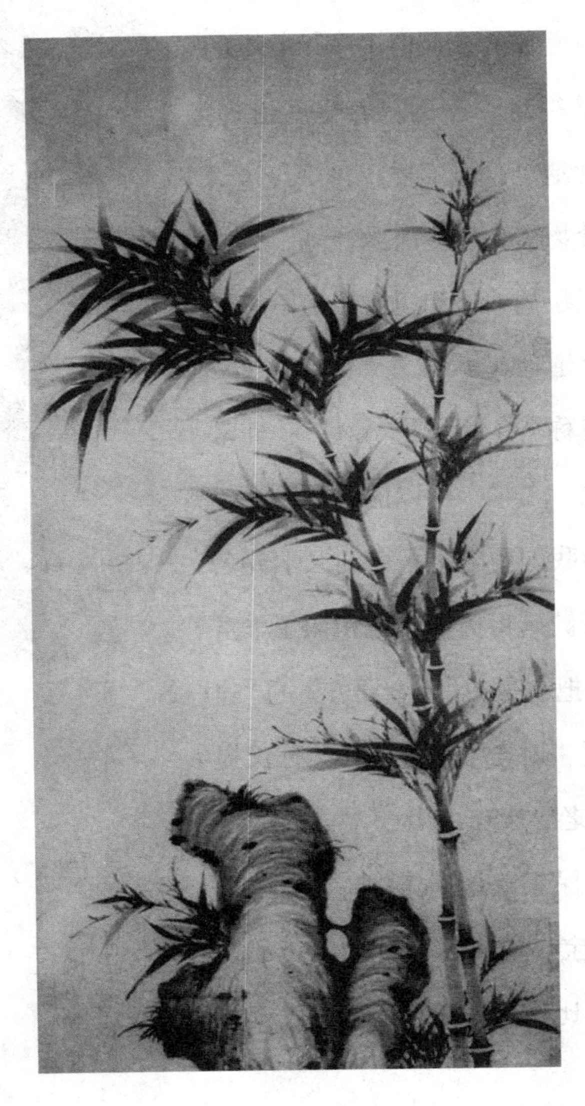

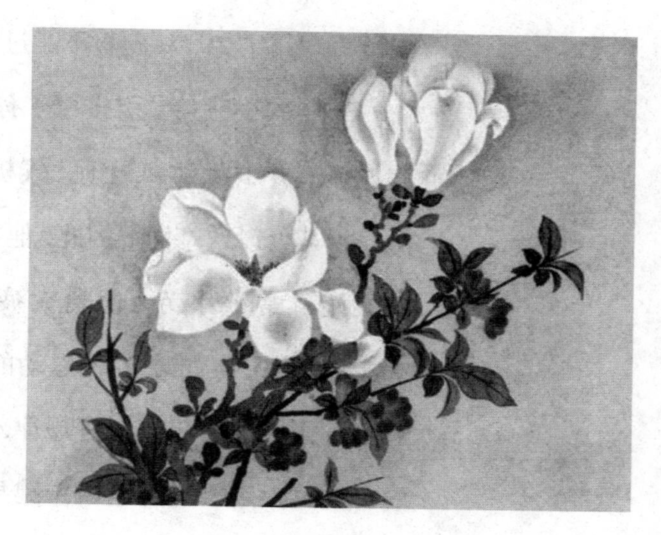

长。一个人活着就是生命的火焰持续地在燃烧中，怎样使自己生命之灯火持久，从而达到长寿呢？孙思邈认为调节保护“三宝”是极为重要的要秘之一。必须将精、气、神的损耗减少到最低限度，才能增加寿命，因此，他认为保精养神是养生的主要方法。

2. 饮食清淡，节制酒肉：经常食用膏粱肥甘厚味，常是导致多种疾病发生的重要原因。孙思邈主张饮食清淡，少吃肉，多吃米饭及蔬菜，主食以大小麦面、粳米等为佳。不能暴饮暴食，吃饭要细嚼慢咽，不能吃生肉，夜里不能过饱过醉。

3. 常欲小劳，导引按摩：孙思邈强调人体离开了劳动和运动，气机就会不得安于其处以致塞滞。因此，他主张“养性之道，常欲小劳，但莫大疲及强所不能堪耳”，人如果多做运动的话就会远离百病。生活起居要有规律，每餐之后要行百步走，平时适当作健身体育运动。孙思邈还总结了多种运动保健的方法，如叩齿吞津法、黄帝内视法、吐纳法、呵气法、摩耳面法、天竺国婆罗门法 18 势、老子按摩法 49 势等。他告诫健康人，

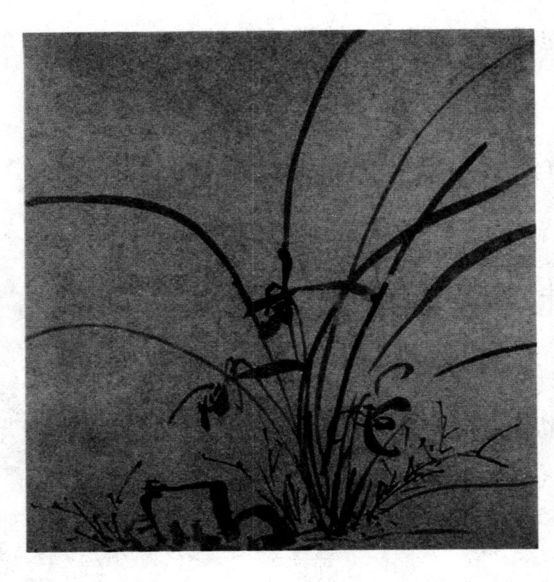

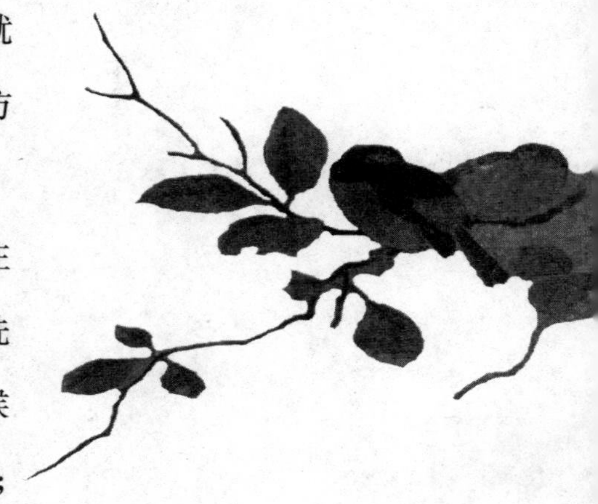

不要以为身体健康就不加注意，平时就应该居安思危，坚持运动，以达到预防疾病的目的。

4. 身数淋浴，食毕漱口：孙思邈注重养成良好的卫生习惯，如衣着要勤洗换；要经常淋浴，使身体洁净；于气候和畅之日，到户外散步呼吸新鲜空气；不吃生腐食物；冬天睡眠时不要盖住头部，不要在头前置放火炉等等。他还指出人应当养成不随地吐痰的习惯，不能过于放纵情欲，饭后必须要漱口，不能立即就睡卧，要经常散步。孙思邈提出的这些意见，在今天看来，还是非常正确而符合科学原理的。

5. 服食饮水，防病延年：孙氏总结了许多“服食”以预防疾病的方法。所谓“服食”，就是长期服用补益和祛痰药物，以期防病延年。如《千金要方》卷27“养性”中，“服食法第六”指出：在春天服用小续命汤五剂以及各种补益的散剂各一剂；夏天热的时候，服用肾沥汤三剂；秋天服用黄芪一类的药物一两剂；冬天服用药酒两三剂，一直喝到立春。人们如果能终生使用这种方法，就会百病不生。除此之外，孙思邈还列有服食方 22 首，其中地黄方、黄精方、天门冬方等均属补益类药物，有一定的抗衰老作用。孙思邈还介绍了“服水”方法。认为水可以涤荡滓秽,可以浸润焦枯。所谓服水法，就是在天晴日出时，以瓦器贮水三杯，每杯一升。面向东立，扣齿并鸣天鼓三通，然后服水一杯，饮时须细细而缓、专心注下，服后徐行，如

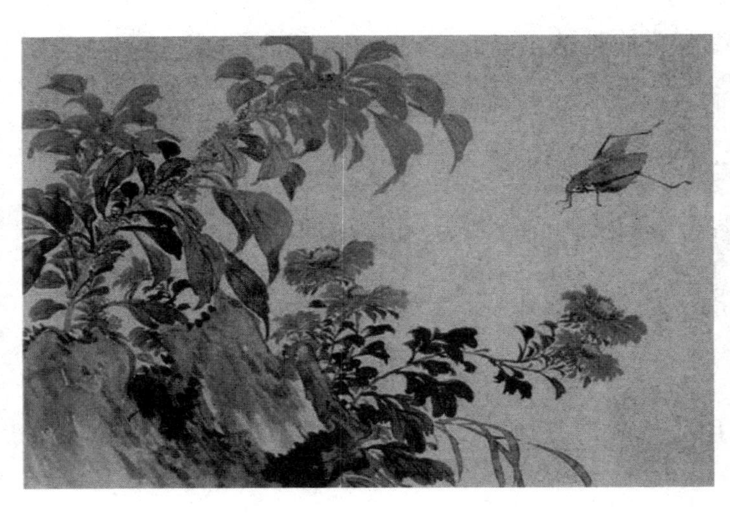

此三遍。孙思邈认为，凡年纪 10 岁以上、80 岁以下的人，均可终身行此法，以防病延年。

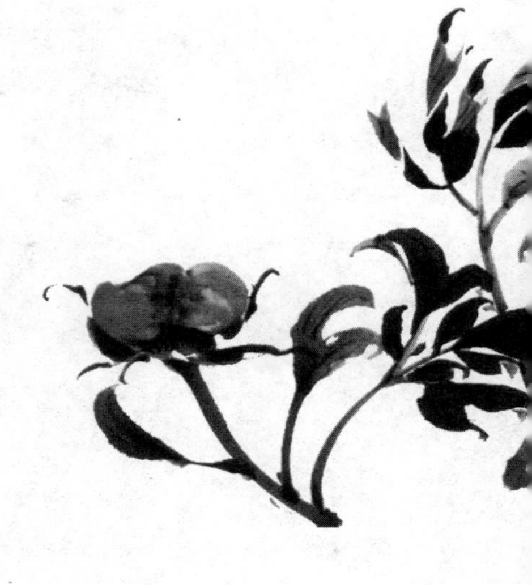

孙思貌的这些观点，是符合现代科学要求的，对预防疾病，促进健康有着极为重要的意义。孙思邈把养生和防治老年病结合起来的思想和实践，在我国养生保健史上是领先的，这比西方罗杰·培根写的《老年人的治疗和青年人的保护》一书，早了六百余年。

（二）药王孙思邈的养生法

孙思邈认为，人如果想得到一个健康的体魄，经常地做一些保健运动是很有必要的，因此，他有很多简便而常用的养生方法，现在向大家简单介绍几种：

发常梳：将手掌互搓 36 下令掌心发热，然后由前额开始扫上去，经后脑扫回颈部，早晚各做 10 次。因为头部有很多重要的穴位，经常“梳发”，可以防止头痛、耳鸣、白发和脱发。

目常运：合眼，然后用力睁开眼，眼珠打圈，望向左、上、右、下四方；再合眼，用力睁开眼，眼珠打圈，望向右、上、左、下四方，重复3次。这样做有助于眼睛保健，纠正近视。

齿常叩：口微微合上，上下排牙齿互叩，无需太用力，但牙齿互叩时须发出声响，做36下。可以通上下颚经络，保持头脑清醒，加强肠胃吸收，防止蛀牙和牙骨退化。

漱玉津（唾液）：口微微合上，将舌

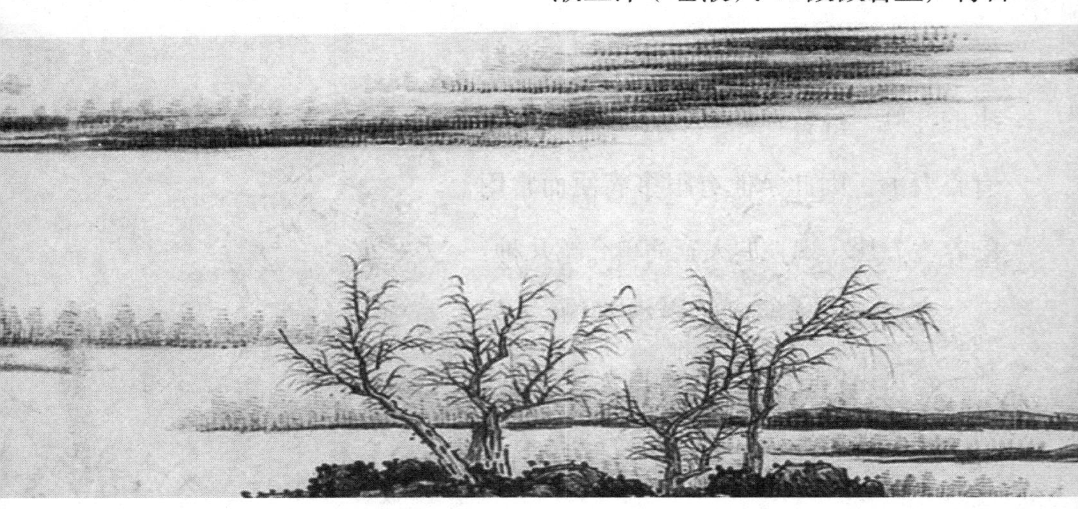

头伸出牙齿外，由上面开始，向左慢慢转动，一共12圈，然后将口水吞下去。之后再由上面开始，反方向做12圈。从现代科学角度分析，唾液含有大量酵素，能调和荷尔蒙分泌，因此可以强健肠胃。

耳常鼓：手掌掩双耳，用力向内压，放手，应该有“噗”的一声，重复做10下；双手掩耳，将耳朵反折，双手食指扣住中指，以食指用力弹后脑风池穴10下。每天临睡前后做，可以增强记忆和听觉。

面常洗：搓手36下，暖手后上下扫面。这个动作经常做，可以令脸部肌肤红润有光泽，而且不会有皱纹。

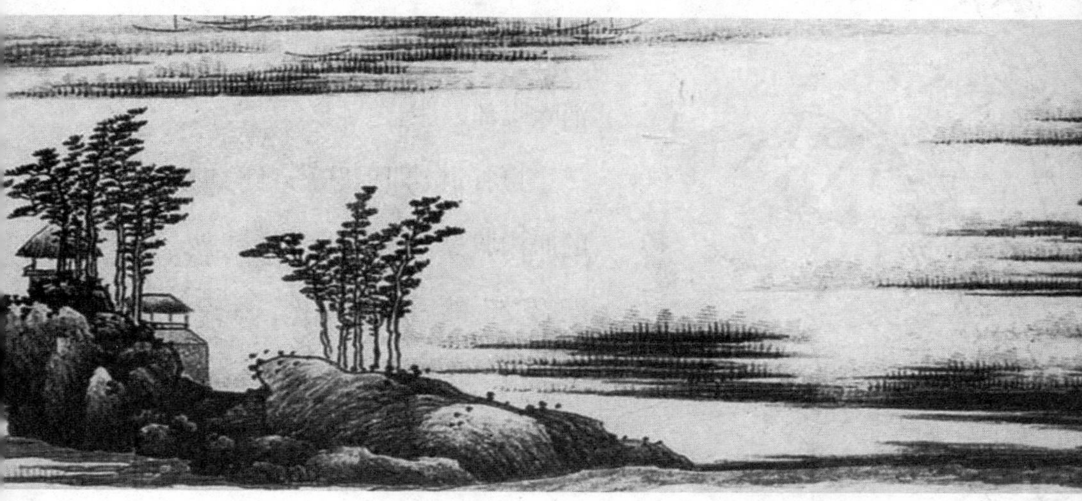

头常摇：双手叉腰，闭目，垂头，缓缓向右扭动，直至恢复原位为一次，共做6次，反方向重复。经常做这个动作可以令头脑灵活，防止颈椎增生。不过，注意要慢慢做，否则会头晕。

腰常摆：身体和双手有韵律地摆动。当身体扭向左时，右手在前，左手在后，在前的右手轻轻拍打小腹，在后的左手轻轻拍打“命门”穴位，反方向重复，做50—100下。这个动作可以强化肠胃，固肾气，防止消化不良、胃痛、腰痛。

腹常揉：搓手36下，手暖后两手交叉，围绕肚脐顺时针方向揉。揉的范围由小到大，做36下。可以帮助消化、吸收、消除腹部鼓胀。

摄谷道（即提肛）：吸气时，将肛门的肌肉收紧。闭气，维持数秒，直至不能忍受，然后呼气放松。无论何时都可以练习。最好是每天早晚各做20–30次。相传这动作是“十全老人”乾隆最得意的养生功法。

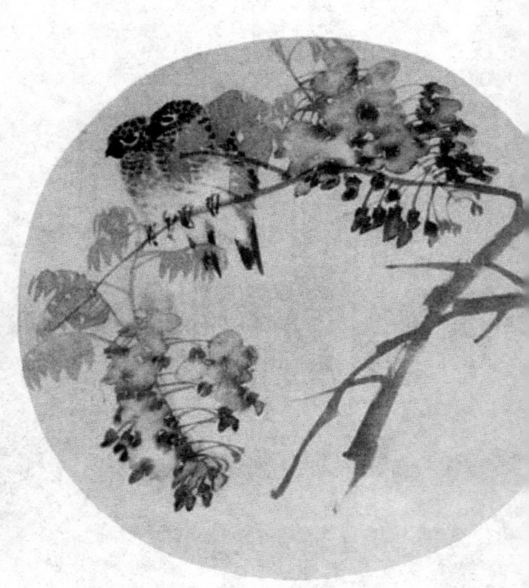

膝常扭：双脚并排，膝部紧贴，人微微下蹲，双手按膝，向左右扭动，各做20下。可以强化膝关节，所谓“人老腿先老，肾亏膝先软”，要想延年益寿，就应由双腿做起。

脚常搓：右手擦左脚，左手擦右脚。由脚跟向上至脚趾，再向下擦回脚跟为一下，共做36下，两手大拇指轮流擦脚心涌泉穴，共做100下。脚底集中了全身器官的反射区，经常搓脚可以强化各器官，治失眠，降血压，消除头痛。

常散步：挺直胸膛轻松地散步，这时最好心无杂念，尽情欣赏沿途景色。民间有个说法：“饭后百步走，活到九十九。”这么说虽然有些夸张，但饭后散步确实是对健康长寿有很大益处。

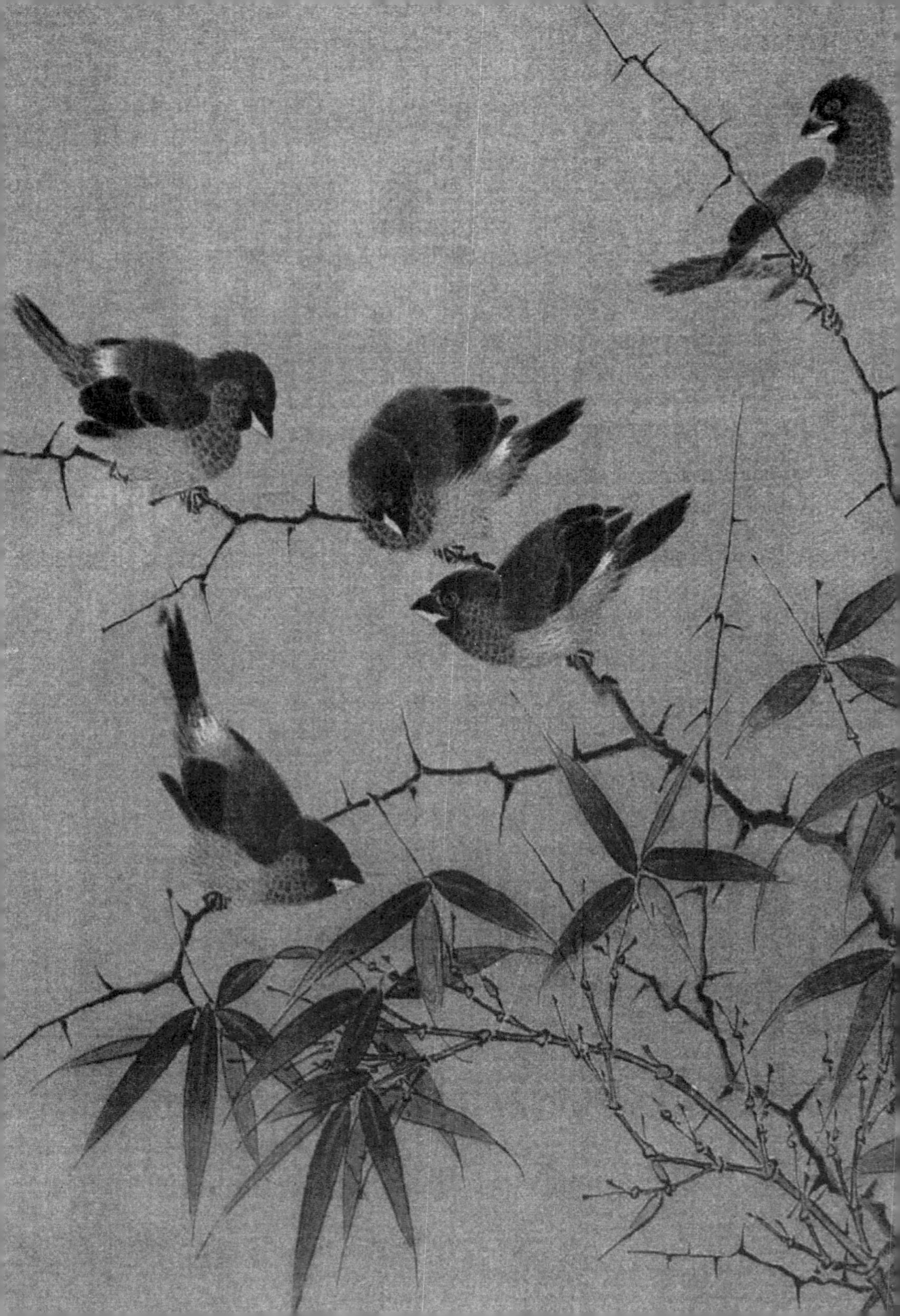

五、《千金方》对后世的影响

孙思邈的《千金要方》和《千金翼方》丰富了祖国医学的宝库，对后世医学影响很大。《千金要方》自元代刻印本到1955年人民卫和出版社刊印本为止，六百多年间共刊刻影印29次，约20年刊刻一次。如果将孙思邈的《千金翼方》《千金宝要方》《千金方衍义》《海上方》等著作的刊刻影印都算进去，那么六百多年间共刊印近百次，约不到六年即刊

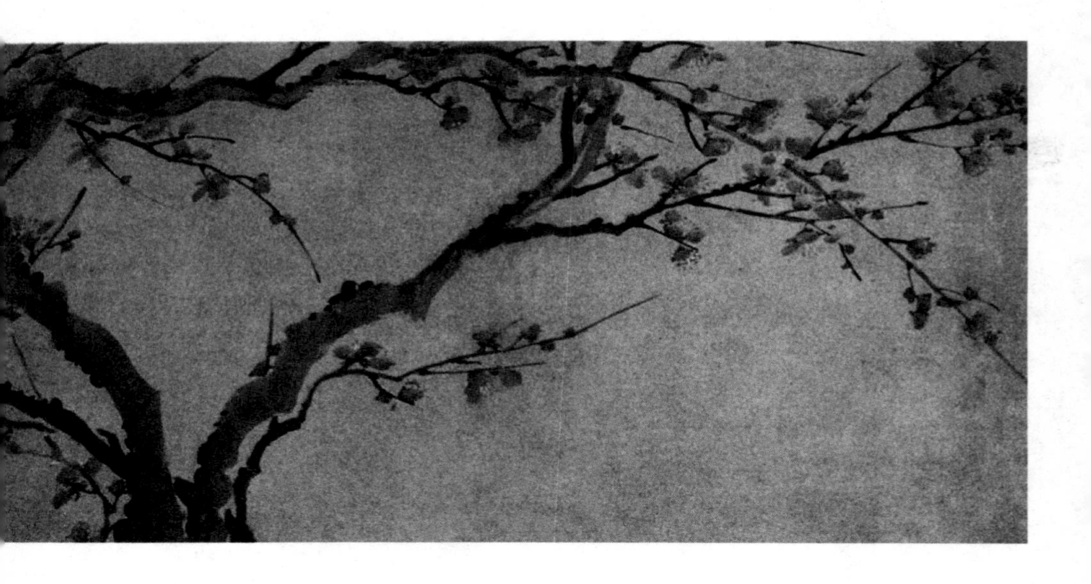

印一次。也就是说，从元代以来，每不到六年就有一种孙思邈的著作翻刻印行并发行于国内外。像孙思邈《千金要方》这样几十万字的方书如此频繁的刊印，在历史上是非常罕见的。后历代医家在医学上的研究，多引用或摘取《千金方》中的内容。

另外，孙思邈所介绍的方剂效果也非常好。据明代楼英的《医学纲目》记载，1560 年间，楼英家中有一妇人，梦见两个男仆一前一后地向她走来，手里还拿着东西，前者说“到了”，后者也连连答应说“到了”，接着就听到轰轰的声音，妇人随之从梦中惊醒。醒来后感到心前区疼痛难忍,昏了这去。楼英很着急，但他的治疗效果不大。后来想起孙思邈《千金要方》中的太乙神精丹能治疗此病，便找来三粒给病人服下。不久，病人就清醒过来了，心前区的疼痛也消失了。此后每当犯此病时，就服上几粒太乙神精丹，病症就消失了。

《名医类案》记载：北宋时期有一位

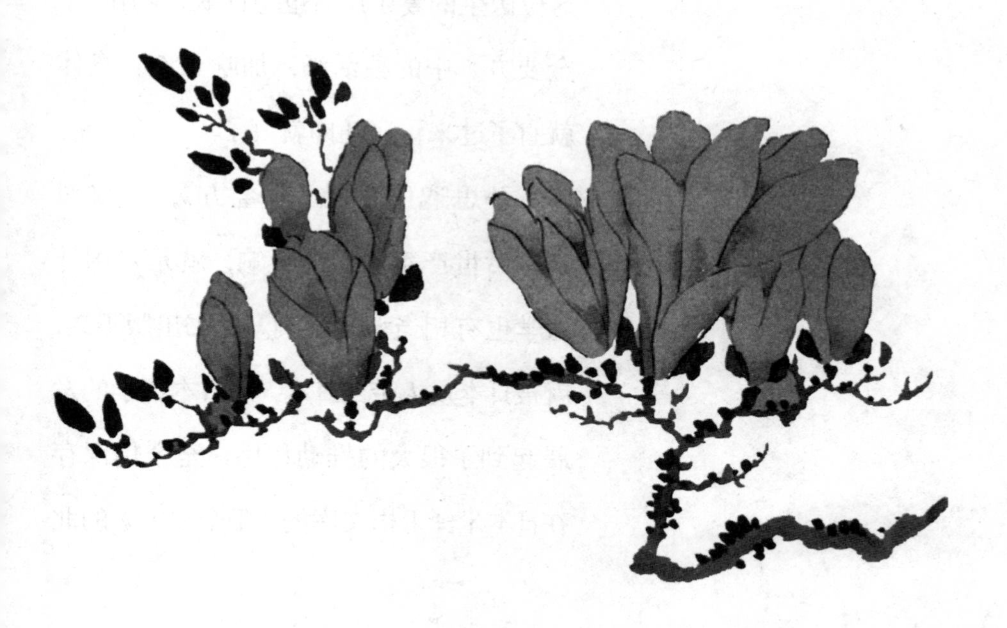

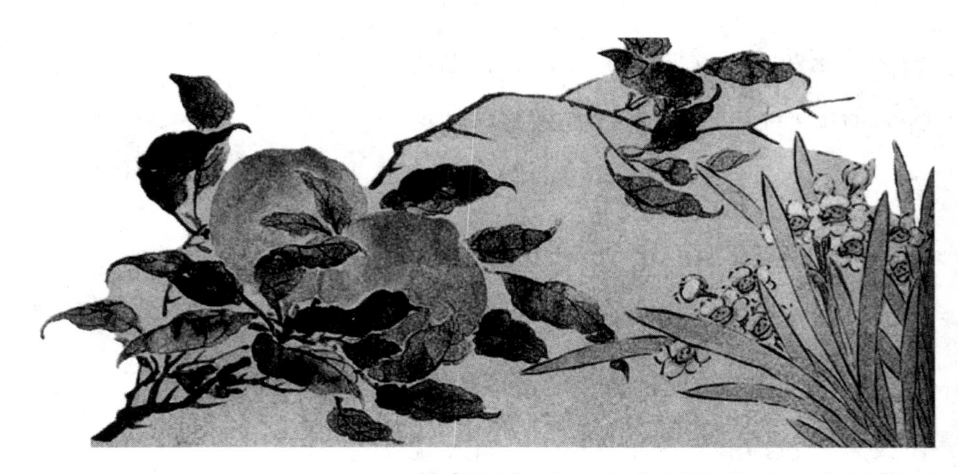

姓郝的妇女，患产后风痉症，产后第四天，突然项背强直，四肢抽搐，角弓反张。有一位医生用《千金要方》中的“大豆紫汤”和“独活汤”治疗而愈。后来，这位医生的妻子产后也患此病，就用《千金要方》中的独活汤，加吃三剂，身体就直了过来，病随即就好了。

孙思邈所著的《千金方》，不仅对我国后世产生深远的影响，就是对国外医学也有相当大的影响。本书出版不久，就被日本友人带回日本，对日本医学的发展起到了很大的推动作用。至今仍保存在日本米泽上彬文库的《千金要方》的北宋本，一向被日本政府视为“国宝”。日本医学家丹波康赖的后裔，著名的日本学者多纪元坚在江户时代，曾重印这本书。1974 年，日本重印了北宋本的《千金要方》，由中国在日本的学者景嘉照相印刷重新编辑，由每日新闻开发公司使用宣纸印刷发行五百三十五册，很快便销售一空。

《千金方》能解救一般群众之所急，是很实用的，书中所说明的草根树皮，不用加工，原封不动便可应用于治疗 。在古代中国，它就像一部家庭医学全集，包罗了人间一切疾病的治疗方法。后世的《济验良方》和《验方新编》都是以它为祖本的，只是古代的药物使用量与现代不同罢了。

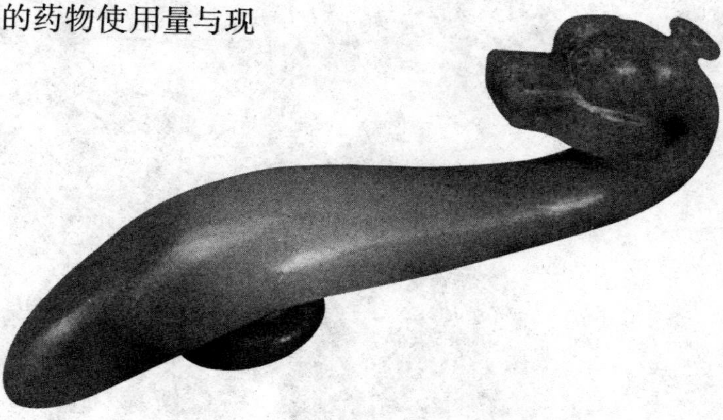

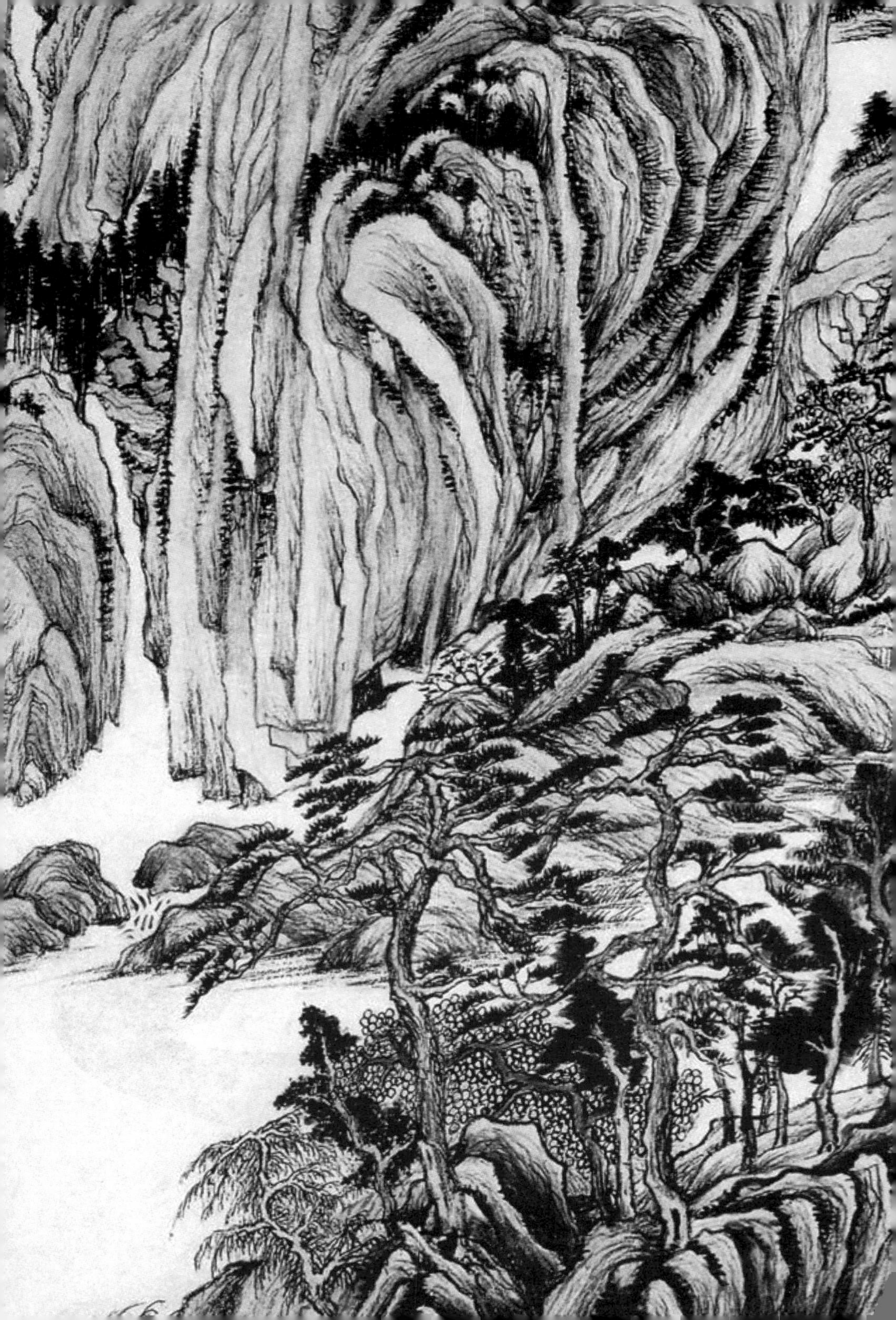

六、流传千古的神话传说

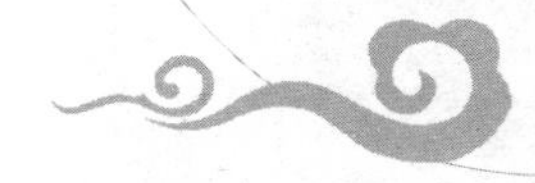

由于孙思邈医术高超，一心为民，千百年来一直受到人们的尊敬和爱戴，人们尊崇他为“苍生大医”。很多地方都为他筑祠立庙、塑像进香，民间流传很多关于他的故事，有的甚至已经传为神话。这些神话无不表达了人们对孙思邈的崇敬和怀念，也足以说明孙思邈的形象已根植在人们的心中，千秋不变。

隋末唐初，有一行医者在京城长安

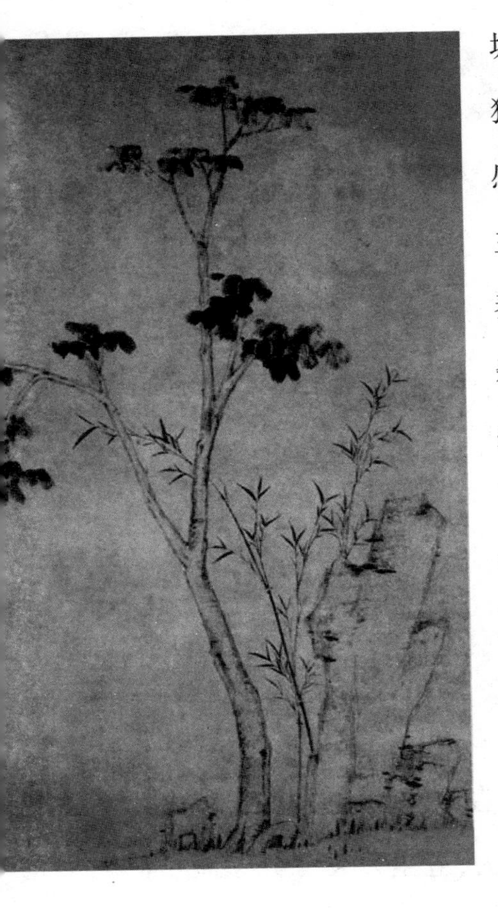

城南为人医病后在街上行走，见有家开猪肠杂碎的小店，便进去品尝。他吃时感到泡馍腥味太大，油腻糊口，便向店主了解情况，发现经营一天所收银钱难养一家老小，生意清淡。便说："卖肠肚杂碎本钱小，好赚利，是养家糊口的好办法。但要做好，味儿要美，叫客人吃了第一碗，还想第二碗，回头再来，这样才能把生意做红火！"接着他把自己周游四方的所见所闻和如何将猪肠、猪肚进行洗、翻、刮、漂、晾等进行加工和煮肉的方法授予店主，又从自己随身带的药葫芦中取出花椒、茴香、八角、桂皮等八九种药物，开出配方，最后将药葫芦也送给店主，让他如法调配佐料。当晚，店主就按指点如法制作，不但全无腥味，也不油腻了。第二天小店里外香气四溢，顾客盈门，都赞不绝口，座无虚席，生意兴隆，店主在人们的议论中才道出了其中的奥秘，并知道这行医者就是华原人药王孙思邈。店主为了感谢药王的恩赐，就把那个药葫芦挂在店门头上，作为招牌，“葫芦头”也就由此得名。如今西安的老孙家羊肉泡、同盛祥牛肉泡、春发生葫芦头泡三家鼎足，并驾齐驱，均为三秦大地的三大名吃之一，享誉海内外。

唐代的时候，传说孙思邈为皇后治好病后，唐太宗非常高兴，就赏给他许多财物，孙思邈婉拒，唐太宗就要给他官做，他也婉拒。他挂念民间疾苦，诚恳婉辞，唐太宗为嘉奖其德行，封他为“药王”，并赐给他朝天翘的王帽和赫黄色的王袍。这件事后来被尉迟敬德知道了，他很不服气，心想自己出生入死，百战勋功，功劳那么大都没有封王，他一个小小郎中竟得了这么大的便宜，自

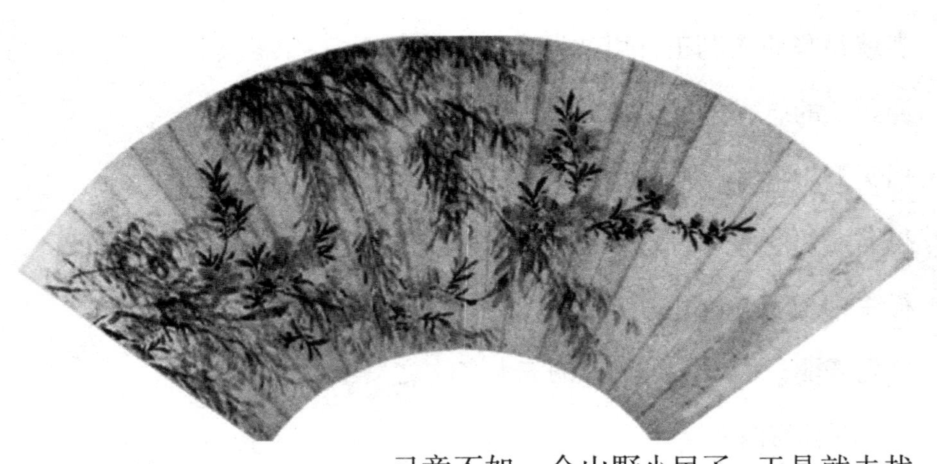

己竟不如一介山野小民了，于是就去找孙思邈理论。孙思邈远远地看到敬德来了，忙把朝天翘弯了下来，将赫黄袍翻过来穿，出现一袭红缎。尉迟敬德追近，以为是着红袍的普通官员，便擦身而过。回首一望，老者对他微笑颔首，这正是药王孙思邈。敬德原想找碴儿，此时心中不觉有点惭愧，孙思邈问："将军何事？"敬德说："请神医给我瞧瞧"。孙思邈从葫芦中倒出十八颗金丹交给敬德，说："每年五月五日服一颗，保你十八载无忧。"敬德接药道："果如先生所言，我就为你千秋站班守护。"后来敬德出征遇到了瘟疫，因为有孙思邈所赠金丹的庇护，不但没有感染上瘟疫，还打了个大胜仗。孙思邈百岁以后辞世，尉迟敬德过十八载寿终，临终时嘱咐部下将自己的像塑于药王神像之旁，为他站班守护。

太白山下的小山庄有一位活泼俏皮的姑娘。有一天，她在房檐下用竹竿捅马蜂窝，群蜂围着蜇她，头脸霎时被蜇得火辣辣地疼痛。眼睛、鼻子和脸肿得一样平，胀胀的脸变成圆球似的，双眼眯成一条缝，疼得大哭大叫，躺在房

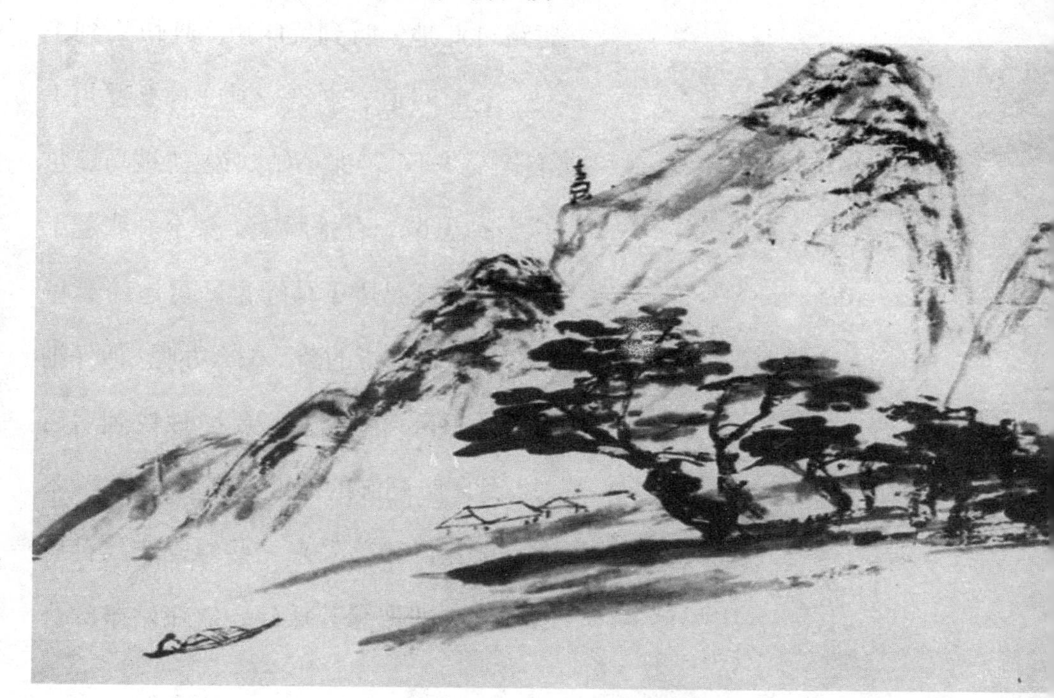

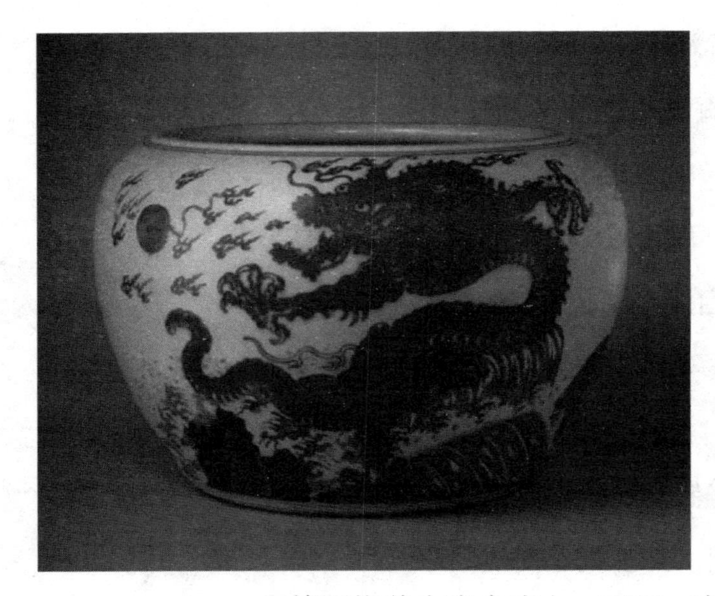

檐下抱着头滚来滚去。正巧，孙思邈看病路过此地，听到哭叫声，赶快来到王家，上前问道："你怎么啦？身上哪儿不舒服？""不！"那小姑娘说，"被马蜂蜇了。"孙思邈一看她脸上、头上肿胀起了疙瘩，果真是中了马蜂毒。可是药囊里没有治疗马蜂毒的药，怎么办呢？他仔细地想了一下，忙叫过徒弟："你快到房后去，到阴暗潮湿的地方寻些绿苔来。"不大一会儿，徒弟采来一些绿苔交给孙思邈。他立即把绿苔揉碎，敷在姑娘的头

和脸上。刚敷上不大工夫，姑娘就说凉爽、不疼了。孙思邈嘱咐她说："再接着用绿苔敷，过几天我来看看。"几天后，姑娘果然好了，她非常感激孙思邈，跪下来磕头谢恩。徒弟们疑惑不解地问孙思邈："师傅，绿苔怎么能治蜂毒呢？哪本药书上有啊？"于是孙思邈就给他们讲了他发现绿苔能治蜂毒的经过。他说："有年夏天，我在巷口纳凉，看到蜘蛛在一棵槐树上结网，忽然空中飞来一只大马蜂，落在蜘蛛网上。蜘蛛爬过来，伏在马蜂身上，想吃马蜂肉，却被马蜂蜇了一下，蜘蛛缩成一团，肚皮肿起来了。后来，我看到蜘蛛从网上掉下来，爬到绿苔上打滚，把肚皮在绿苔上擦了几擦，肚皮就好了。它又爬上网吃马蜂，又被马蜂蜇了一下，蜘蛛又跌下去爬到绿苔上滚了几滚，擦了几擦，又爬上网跟马蜂斗架。就这样往返三四次，后来终

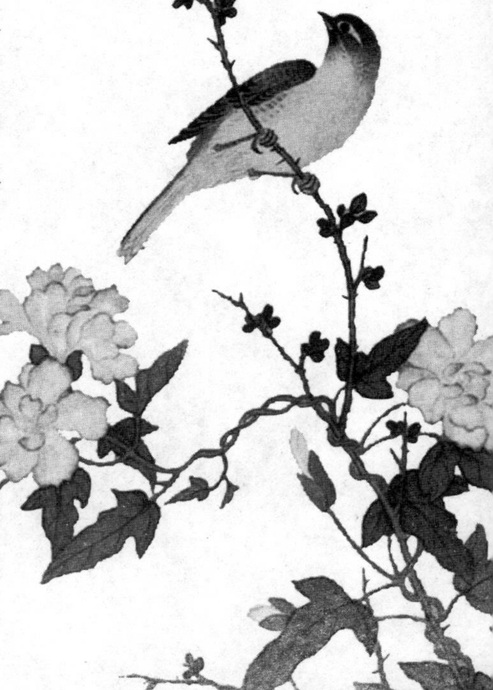

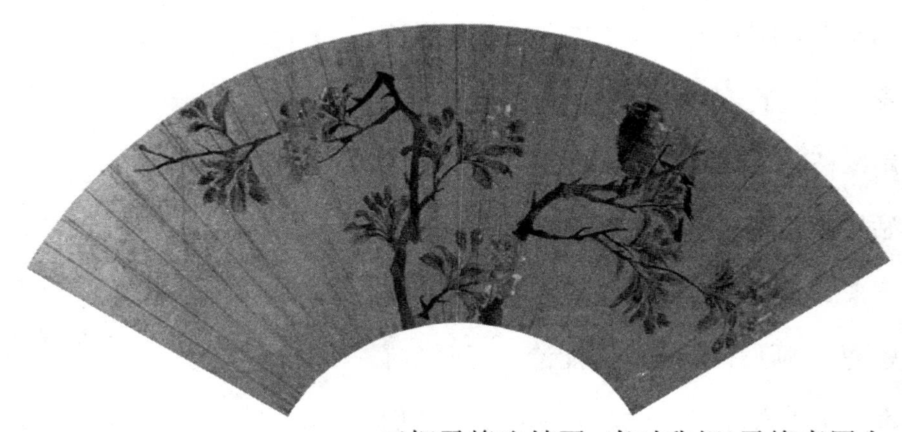

于把马蜂吃掉了。当时我想，马蜂毒属火，绿苔属水，水能克火，所以绿苔能治蜂毒。这次情况紧急，拿来一试，果然灵验。”孙思邈沉思片刻，又说：“大虫吃小虫，强虫吃弱虫。小虫和弱虫能够活在世上，就得有护身法，这些护身法是经过多年体验后才得到的。我们当医生的人，应该留心观察、搜集、研究。”

孙思邈在治疗方面有很多奇特的方法，其实这些方法很简单，但往往能收到神奇的效果。一天，有个人来找孙思邈，说是一位妇女生下了一个已经断了气的小孩，问还能不能救活。孙思邈看那婴儿，嘴上全是污血，全身发紫，一动不动，真像是断了气。他先用干净的棉花擦去了婴儿嘴外和口中的血，又叫人取来几根大葱，用葱白轻轻抽打婴儿的身子。过了一会儿婴儿“哇”的一声哭了起来。他叫人赶快打来一盆温水，把婴儿放到盆里，揉搓他的身子，抱了起来，再把身上的水揩干。这样，没有吃药，也没有扎针，就把那个看去像“死”了的婴儿救活了。孙思邈对人解释说:“婴儿生下后，淤血留在口中。肺气通畅，婴儿就没有危险了。”

一个小伙子的一只眼睛被什么东西撞了，眼睛肿得就像一个熟透的桃子，痛得他直叫。小伙子被人搀扶着来找孙思邈治疗。孙思邈一看患处已经发青，充满淤血。他认为应先排除淤血，然后再用药。但是伤患的地方在眼部，若用针挑，一不小心就会把眼球刺坏。他冥思苦想，终于想出了一个好办法。只见他急忙跑到后院去，在水池边捞了一会，

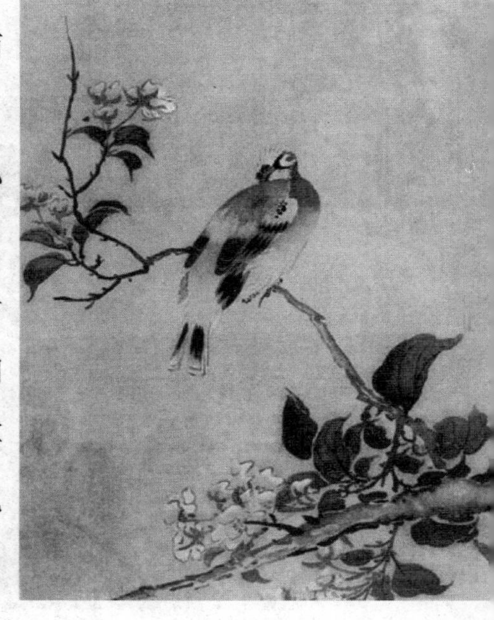

捉了几条虫拿回来，叫病人躺在炕上，将那虫放在淤血上边，旁人一看，原来是几条蚂蟥。用它怎么治病呢？大家都感到稀奇。眨眼之间，只见那蚂蟥蜷曲了几下，便叮破了红肿的淤血，吸吮起来。不一会儿，蚂蝗的身子越来越粗，病人的瘀血却越来越少，快要吸完时，孙思

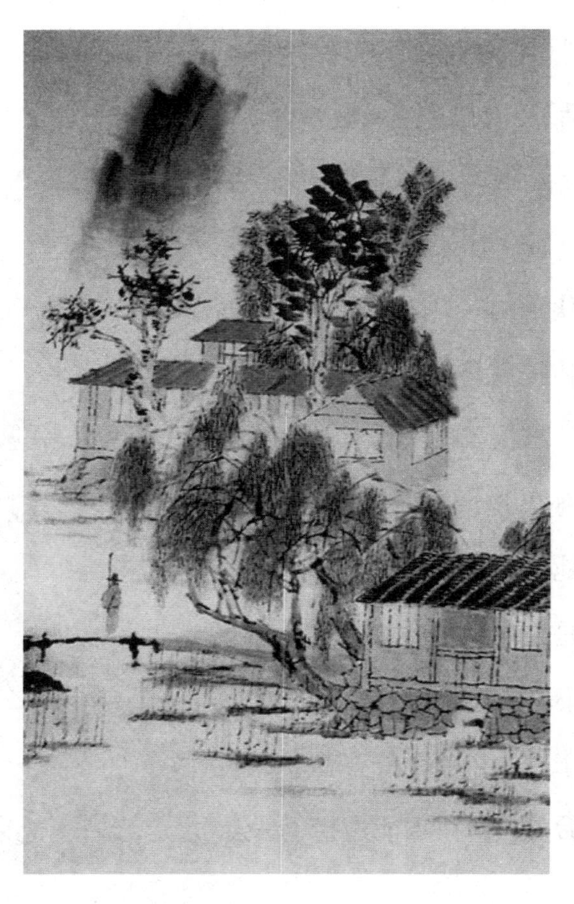

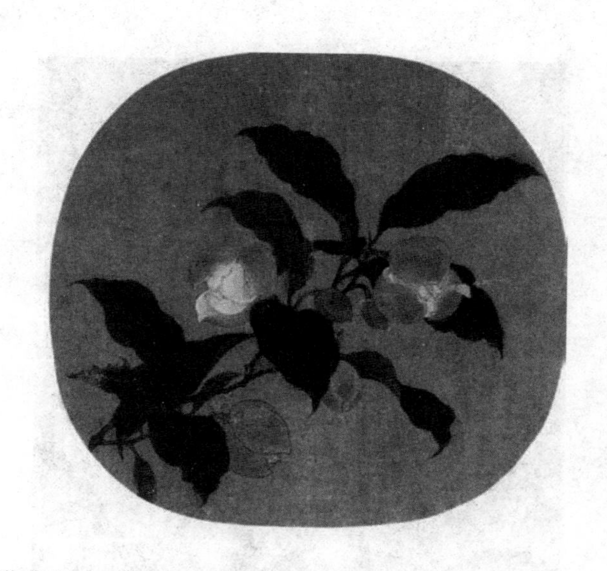

邈马上把蚂蟥拿掉。他用清水洗净患处，再给病人敷上些药膏，叫他休息着。不过一个时辰，小伙子就完全轻松不痛了。他起身对孙思邈感谢道："我的眼睛刚才肿得那么厉害，一会儿工夫就被您老人家治好了，真是神医呀！您这种治疗方法真是奇妙，我还从来没听说过呢！"孙思邈笑着说："这也是我以前从百姓中学来的，今日恰好给你用上了。"就这样，孙思邈用蚂蟥吸血肿的神奇妙法一时盛传，他的名声更大了。

出于尊敬和爱戴，很多地方都为孙

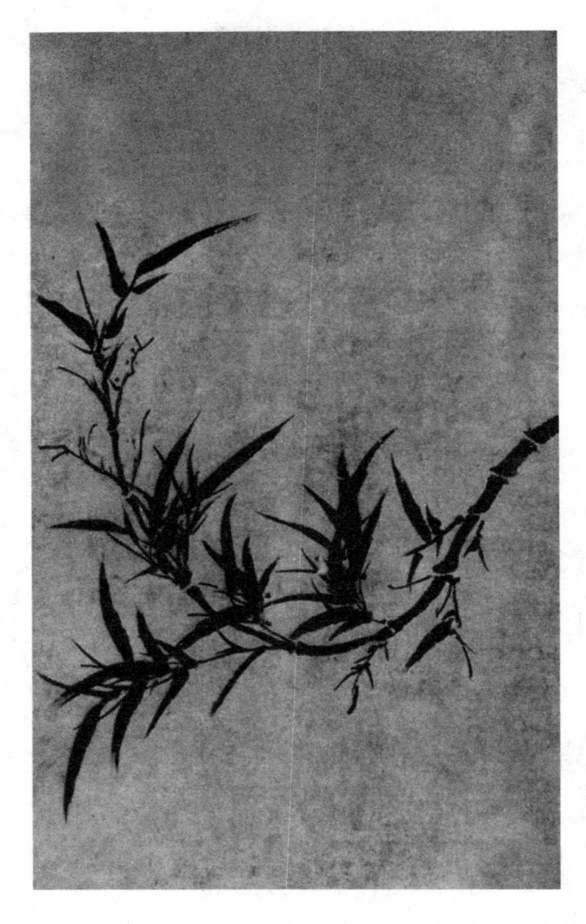

思邈筑祠立庙、塑像，为他塑像时，甚至还让他骑在虎身上，这又是怎么回事呢？传说有一次，孙思邈在深山老林里挖药，遇到一只老虎，躲也躲不及了，只好准备与老虎拼了，但老虎并没有伤害他的表现，反而流露出哀求的眼光。

孙思邈感到很奇怪，大着胆子问老虎，“你到底想干什么？你若要吃我，就摇三下头；你若是有求于我，就点三下头。”老虎听了，忙点了三下头。孙思邈走近老虎一看，老虎伤得不轻，但他一想，老虎要吃人，我不能给它治，挑起药担要走，老虎咬住他的鞋角硬是不放。孙思邈与老虎约法三章：“我治好你的病，今后你不能再伤害生灵。”老虎忙又点了三下头。孙思邈每天都精心为老虎治病，终

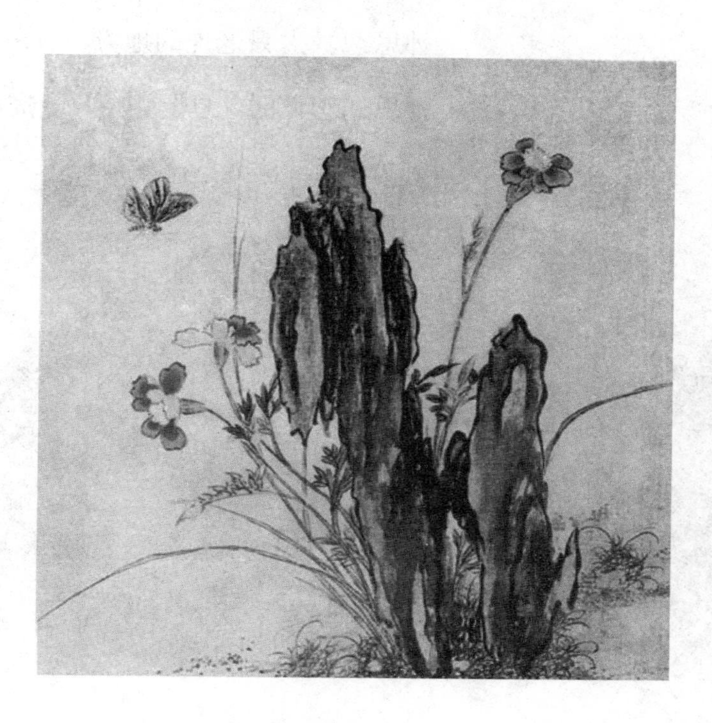

于治好了。一天，老虎衔来一块大金子给孙思邈，孙思邈大笑说："老虎啊，你不了解我。我连官都不愿做，还要金子干什么？"老虎想想也对,既然不要金子，就当孙思邈的卫士好了。此后，不管孙思邈上山采药，还是下乡治病，老虎不离左右，有时还帮着他驮药草，孙思邈累了，就骑在虎背上休息。这就是"药王骑虎"的由来。现在，陕西耀县药王山上还有一块地方叫"聚虎坪"，相传就是孙思邈救这只老虎的地方。后来人们给孙思邈塑像时，总要塑一只老虎踞在孙思邈身边，也就是这个原因。

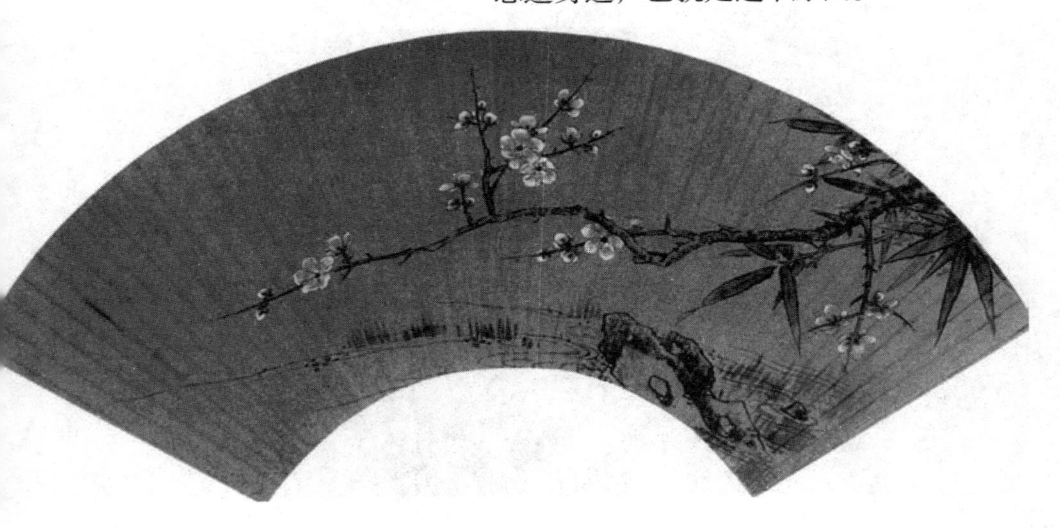

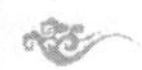

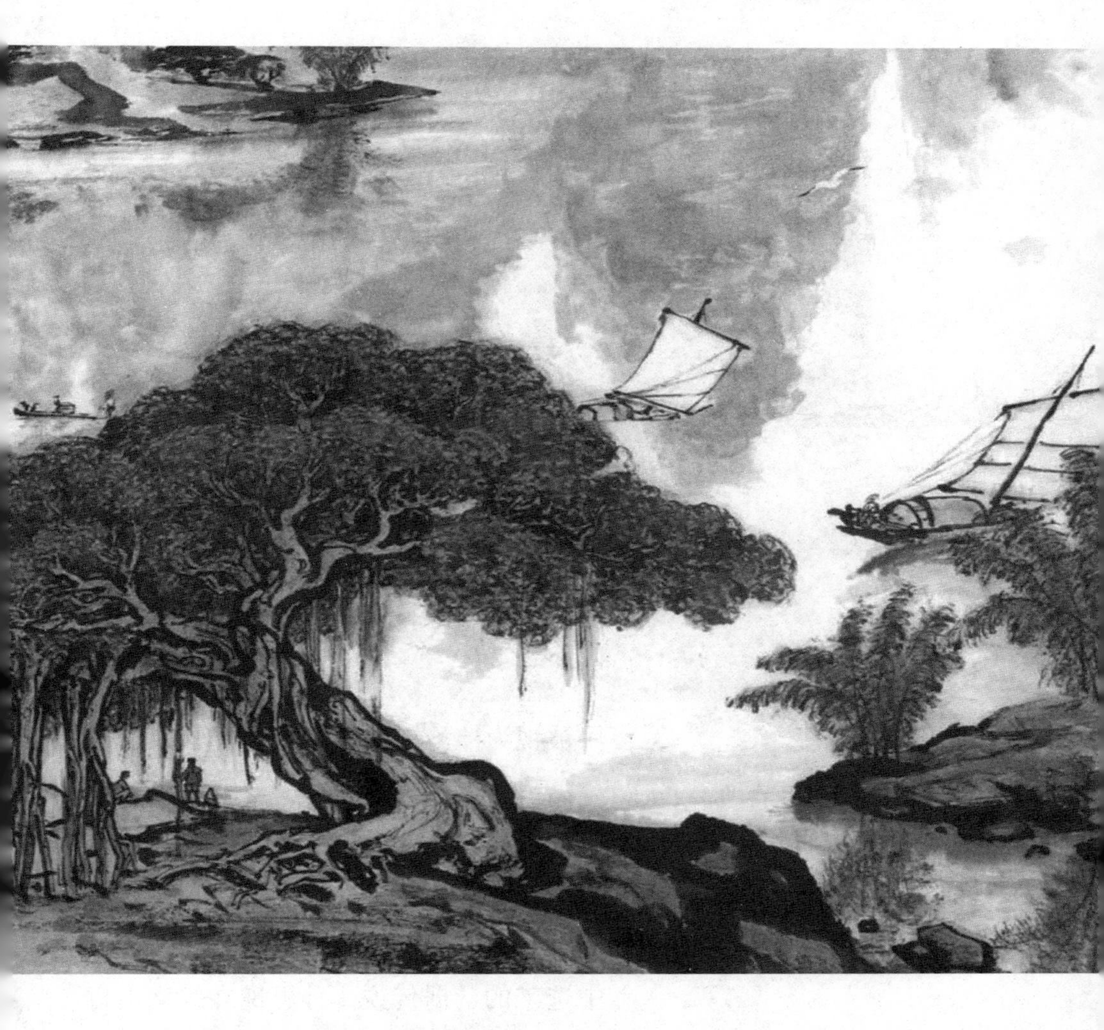

孙思邈“针龙砭虎”的神话流传极广，这个神话显然是虚构的，其中宣扬了“知恩报恩”的封建伦理思想，但也颂扬了孙思邈医疗技术的高明，因为孙思邈不但能治人的病，而且能够将在封建社会

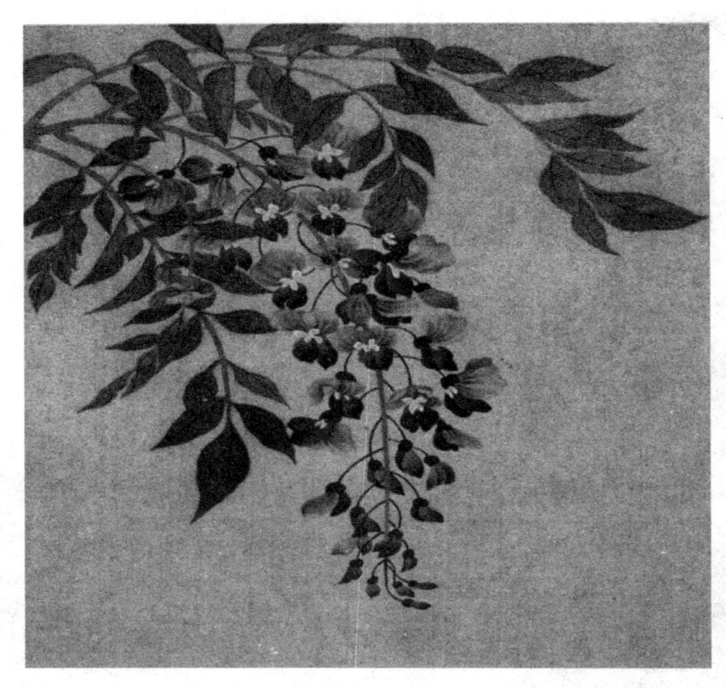

中被视为神圣的龙和虎的病治好。此外，人们为了强调孙思邈药方的灵验，便传说《千金要方》的一部分是孙思邈救了昆明池的龙王后，由龙王赠送的《龙宫仙方》中选来的。据传说，孙思邈在终南山行医时，有一年大旱，人们请西域来的和尚在昆明池祈雨，祈祷七天后，池水下降了七尺。当晚忽然有一个老人来找孙思邈，说自己是昆明池的龙王，由于西域和尚祈雨，池水越来越浅，它的性命危在旦夕，请孙思邈救救他。孙思邈说：“听说龙宫有仙方三千首，我要用它救治天下黎民，如果我救了你，你就要将仙方传授于我。”老人说：“此方天帝是不许乱传的，但今天我处境危急，顾不了这么多了。”于是他立刻把仙方取了出来，双手捧给孙思邈。孙思邈说，你回去吧，不用再担心生命危险了。果然，龙王回

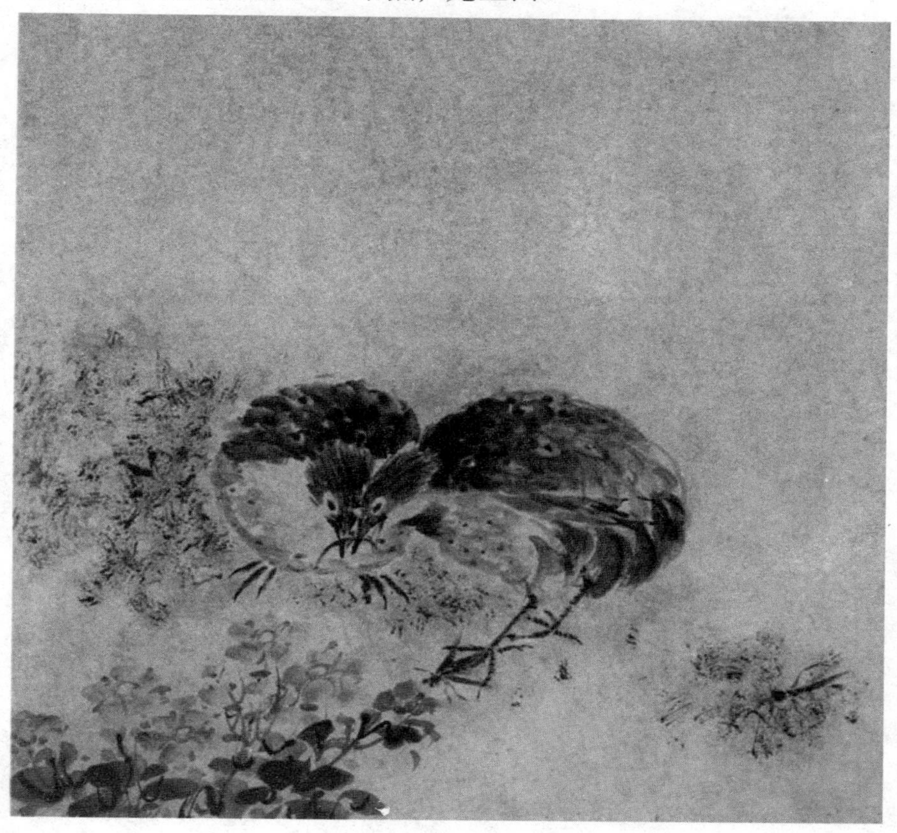

去后，池水忽然大涨，西域和尚看祈祷不灵，羞愧而去。后来，孙思邈在撰写《千金方》的时候，就在每卷中都放入了龙宫仙方，让更多的人得到了益处。

类似的传说与神话还有很多，在封建社会里，这些神话虽然给孙思邈笼罩了一层神秘的气息，但也足以说明他在人们心目中的巨大影响。

中国寺庙多如牛毛，但大多供奉的都是神仙、菩萨。专门供奉医生的庙却并不多见。在陕西耀县药王山上的药王庙，是专门供奉我国最为著名的医生孙

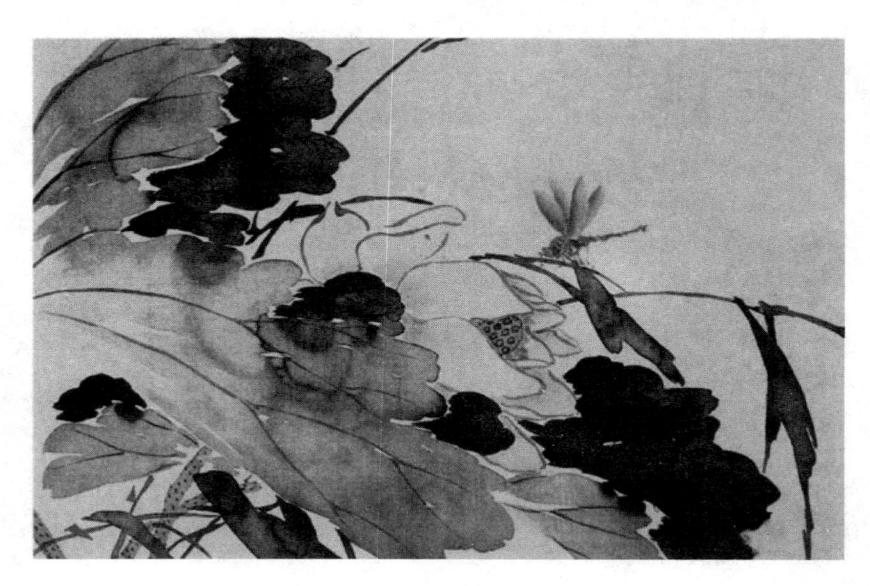

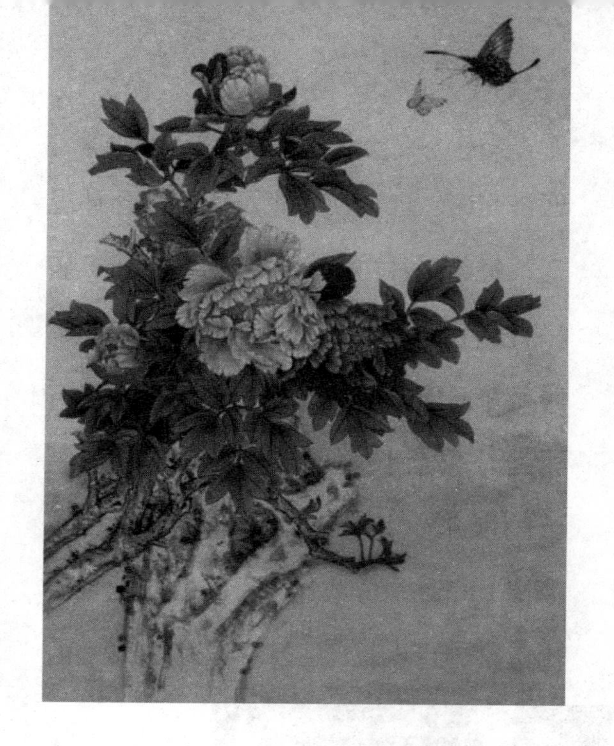

思邈的一座庙宇，为明代所建。这座庙是百姓感动于孙思邈一生不谋名利，医德高尚，济世活人，自发建起来的。孙思邈名气很大，太宗皇帝曾三次征召，他却不想步入仕途，始终将为百姓治病视为头等大事。他在耀县这个地方生活了42年,在为民治病的同时,还完成了《千金方》这部举世名著。如今，药王庙大殿内的医方碑亭还存有一些药方的石碑，这些碑都是明朝雕刻的，历时已四百余年，一直被百姓们传抄着。这些药方，医济当时，也方便万世。为了纪念孙思邈，每年二月初二，人们都要在药王庙举行盛大的庙会，人们炒黄豆、做面食、咬蝎子，到庙前敬香祭祀，祭祀过后下山之时，人们不会忘记要在胸前戴上一枚柏树叶，以求孙思邈的保佑。在药王庙山下的通元桥戏楼，秦腔杂剧轮番演出，灯火通明，通宵达旦。作为一个医生，

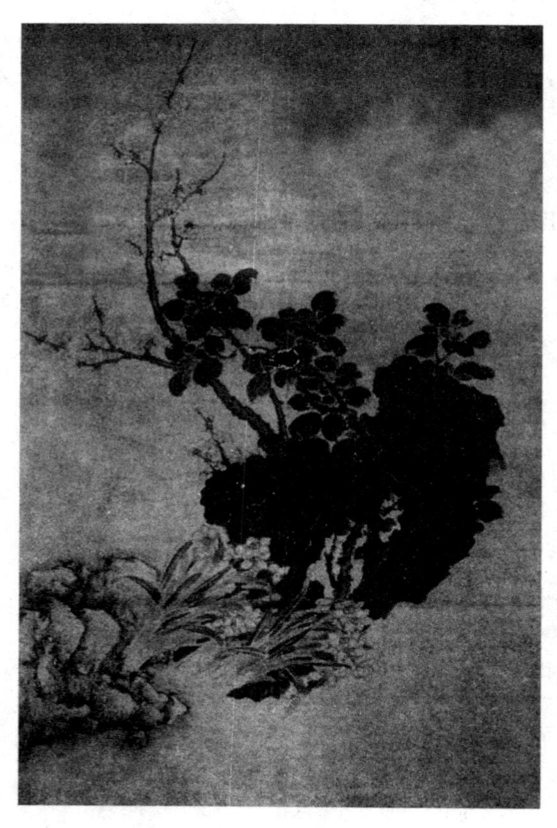

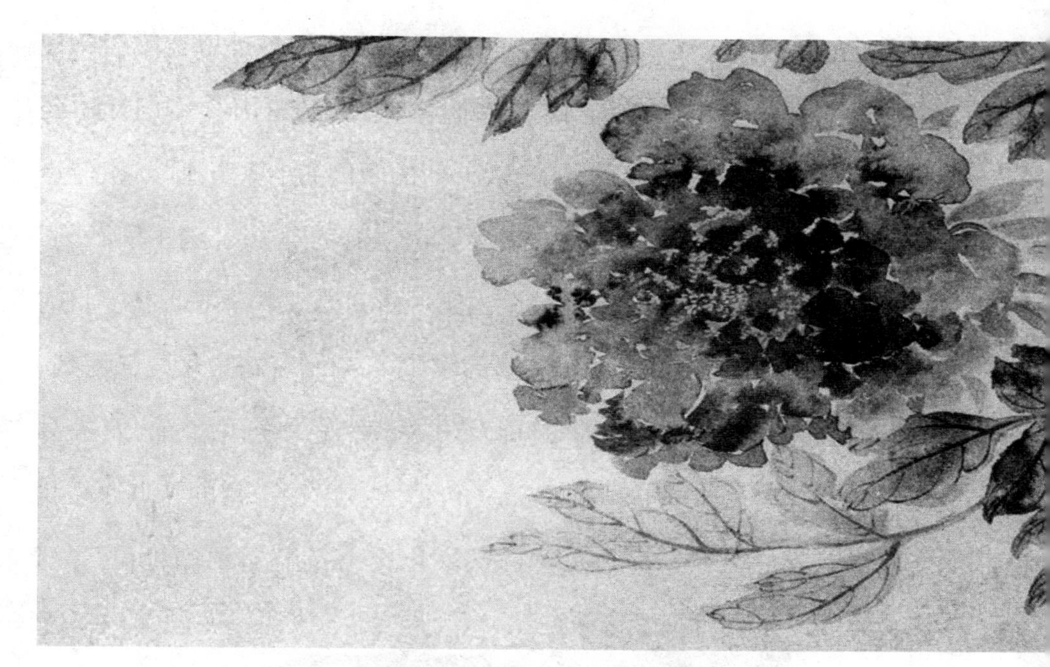

能让世人如此尊崇怀念，足以证明他的伟大了。

千百年来人们一直怀念、敬仰孙思邈，不断对他的庙碑进行了不断修整，并多次刻印他的著作，1081年，在他诞辰五百周年的时候，宋朝庭曾下诏为孙氏刻立石碑，详细记载他的生平事迹，并树立他的塑像。在他的家乡耀县孙家塬西南建造了宏伟的殿宇——孙氏祠堂，如真人祠、圣母殿等古迹。在距耀县城东约三里的五台山，是孙思邈隐居的地方，人们称它为“药王山”。山上有“药王庙”，庙的西侧有“洗药池”，相传是当年孙思邈洗药的池子。“药王山石刻”是全国第一批重点文物保护单位，目前收藏的早期石刻塑像碑(北魏、西魏、北周及隋唐)存量为全国之首，具有品位高、价值大、内涵丰富的特点，在我国医药文化史上具有重要的地位。“药

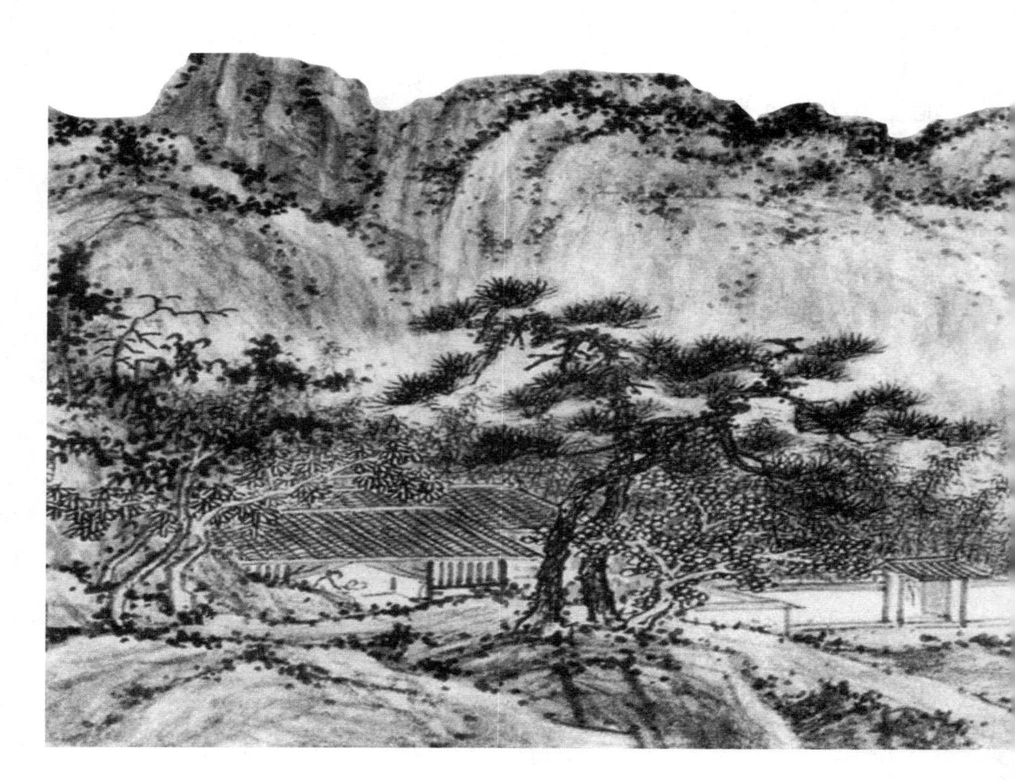

王山石刻”已经受到日本、美国、德国、港台等许多国家和地区专家、学者的推崇关注，日益受到国内外文物考古、宗教民族、美术研究、书法艺术、医药卫生等各界人士的重视，研究者愈来愈多。为了深入研究、发掘这些文化遗产的内涵，弘扬中华文化之精华，促进和加强东西文化的交流与协作，进一步宣传药王山，弘扬孙思邈的医德、医术、医风，

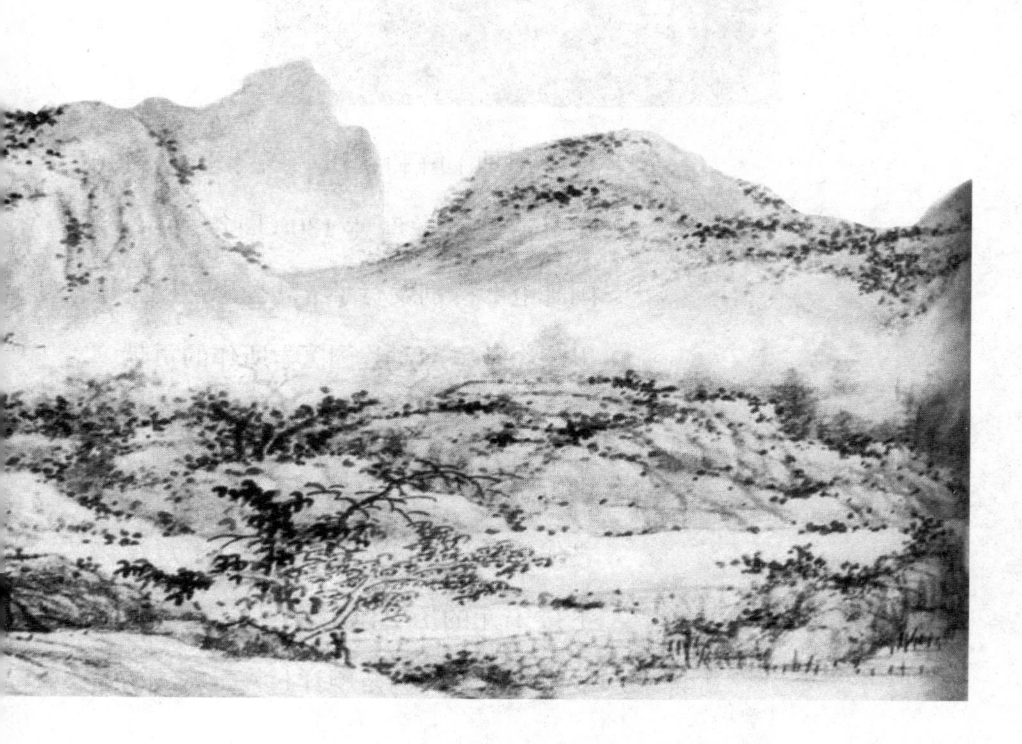

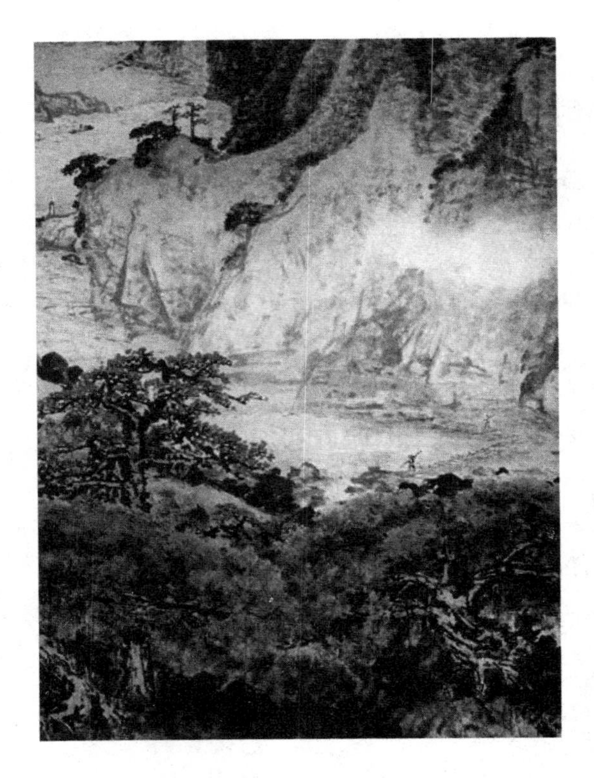

更全面地了解和认识药王孙思邈，1961年，值孙思邈诞生1300周年之际，我国邮电部特别发行了纪念孙思邈的邮票，以表彰孙思邈对我国医学所作的贡献。

由于《千金要方》及《千金翼方》的影响极大，因此这两部著作被誉为我国古代的医学百科全书，起到了上承汉魏、下接宋元的历史作用。两书问世后，备受世人瞩目，甚至飘洋过海，广为流传。

日本在天宝、万治、天明、嘉永及宽政年间，都曾经出版过《千金要方》，其影响可见一斑。孙思邈去世后，人们将他隐居过的“五台山”改名为“药王山”，并在山上为他建庙塑像，树碑立传，以此纪念孙思邈为我国医学所作出的巨大贡献。

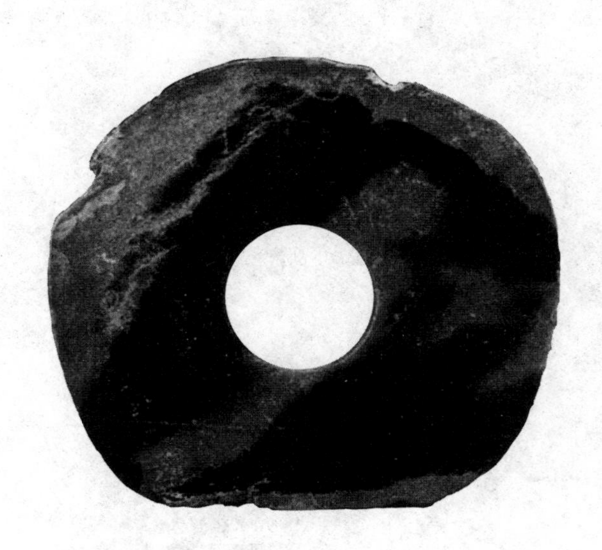

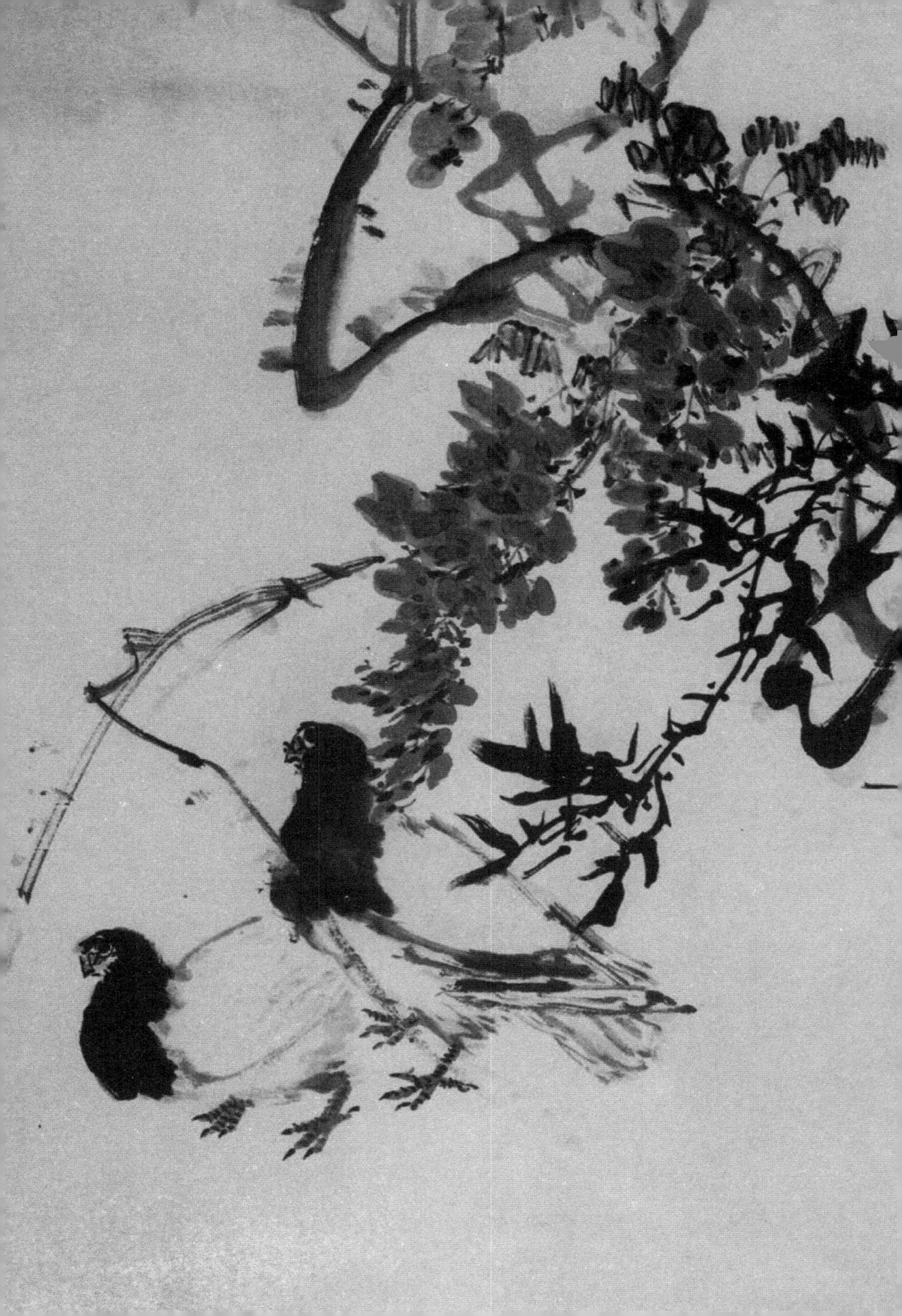